《はじめに》その痛み、自分で改善することが可能です！

体のどこかに痛みがあるのはつらいものです。

つねに痛みのことばかり考えるようになり、当然、生活の質（ＱＯＬ）が下がります。

とくに、首は、成人で約５キログラムあるといわれる大切な頭部を支える箇所ですから、その痛みが気にならないはずはありません。

なんとか痛みを改善したいと思って病院に行くと、まずレントゲンを撮ることから始まります。

そして、レントゲン写真に目をやり、患者さんの首をさわりもしない

で、「頸椎症《けいついしょう》」「頸椎椎間板《ついかんばん》ヘルニア」といった診断名をつけ、

「痛み止めの薬を出しますから、それでしばらく様子をみましょう」

「牽引《けんいん》して様子をみましょう」

などと言うお医者さんが多いのではないでしょうか。


こうした医療を批判するつもりはありません。ただ、私のラボを訪れる患者さんから、

「病院に行ったんですが、レントゲンを撮るだけで、お医者さんは私の首を一度もさわりませんでした」

というお話を聞くことがあまりにも多いのです。


というより、お医者さんに痛い箇所をきちんとさわって診てもらった、という方は少ないのではないでしょうか。

もちろん、薬を飲んだり牽引したりして、痛みが軽くなれば問題はありません。でも、結局は、病院に通いつづけても痛みはよくならず、

「もう年だから、しかたがないのかも」
「とりあえず、だましだましつきあっていくしかないな」
と、あきらめてしまう方も多いようです。

私は、こうしたケースを見聞きするたびに、とても残念な気持ちになります。

なぜなら、これまでたくさんの患者さんの痛みと向き合い、長年、そのつらさを解消するお手伝いをしてきた経験から、「痛みの原因は、レントゲンには写らない」ことを、誰よりもよく知っているからです（これについては、第1章でくわしく説明します）。

また、私の知るかぎり、
「首の痛みは得意なんだよ」
というお医者さんや理学療法士は、それほど多くありません。

だからといって、整体などで「バキッ！」とされるのは怖いし、抵抗もありますよね。

では、やはり、あきらめるしかないのかといえば、そんなことはありません。

たとえ何年もたっている首の痛みでも、きちんと診れば、すべてとはいわないまでも、かなりよくなることが多いのです。

きちんと診るというのは、レントゲンに頼るのではなく、痛みの箇所にさわり、その痛みがどこからきているのか、1つひとつ確認していくということです。

本書では、首の痛みがどこからきているかをセルフチェックする方法を、わかりやすく説明しています。

「何年も苦しんできた首の痛みは、これが原因だったのか！」

と、セルフチェックすることで気づけば、不安が消え、気持ちも前向きになるはずです。

さらに、痛みの原因にもとづく対処法もお教えしますので、最後まで楽しみながら読んで実践していただければ、痛みが改善する率は非常に高くなるといえると思います。

園部俊晴

目次——園部式 首の痛み改善メソッド

Chapter 2 首の痛みのセルフチェック——皮膚

Chapter 4 首の痛みのセルフチェック——筋

Chapter 5 首の痛みのセルフケア

Chapter 1

首の痛みの本当の原因って何？

病名は痛みの真の原因を表すものではない!?

首の痛みを総称して頸椎症という

まず、首の痛みの真の原因は何かを考えてみましょう。首が痛くて病院に行くと、ほとんどの人が次のような診断名をつけられると思います。

●頸椎症
●外《がい》傷《しょう》性《せい》頸《けい》部《ぶ》症候群（むち打ち症）
●頸椎症性脊《せき》髄《ずい》症
●頸椎椎間板ヘルニア
●後《こう》縦《じゅう》靭《じん》帯《たい》骨《こつ》化《か》症・黄《おう》色《しょく》靭帯骨化症

多いのは頸椎症や外傷性頸部症候群、あるいは頸椎椎間板ヘルニアなどでしょうか。

でも、これらは代表的な首の病気でありながら、じつはどれも、首の何が痛いのか、どこが痛いのかを示す病名ではないのです。

どういうことかというと、たとえば頸椎症というのは、「首の何が痛いですよ」と示しているわけではなくて、首の痛みを総称して頸椎症という病名がつくことが多いのです。

誤解を恐れずにわかりやすくいえば、お腹が痛いときに病院に行って、「あ、これは腹痛症候群ですね」

と言われるのとそれほど違いがないと思います。

むち打ち症とは何か

次に、外傷性頸部症候群、いわゆるむち打ち症とは何かというと、

「外傷によって首を痛めており、その痛みがいまもありますよ」

ということを教えてくれているにすぎないのです。

つまり、何が痛いかを示す病名ではないのです。

また、頸椎症性脊髄症、頸椎椎間板ヘルニア、後縦靭帯骨化症・黄色靭帯骨化症の3つは、基本的にどこに症状が出るかというと「上肢《じょうし》」、つまり手です。

たとえば、首に障害があって上肢がしびれるとか、うまく手が動かせないといった症状が出る病気です。

首の痛みがないわけではないのですが、首の痛みは主たる症状ではありません。これはとても大事なポイントです。

でも、**首が痛い患者さんにとっては、首の痛みがどこからきているのかということこそ、もっとも重要で、知りたいことのはず**です。

頸部の代表的な病名

首の痛みが主症状

◇ **頸椎症**

頸椎の加齢による椎間板の変性や、靭帯が厚く硬くなることなどにより、頸部の痛みなどの症状が現れたものの総称。

◇ **外傷性頸部症候群（むち打ち症）**

外傷により、靭帯、関節包、筋など軟部組織を損傷し、頸部の痛み、肩こり、頭痛、めまい、手のしびれなどの症状が現れることをいう。

首の痛みが主症状ではない

◇ **頸椎症性脊髄症**

◇ **頸椎椎間板ヘルニア**

◇ **後縦靭帯骨化症・黄色靭帯骨化症**

この３つは、腕や手指のシビレ・運動障害、上肢の筋力低下や感覚の障害などがおもな症状。
頸椎椎間板ヘルニアも、急性期を除けば、肩から腕の痛みやシビレが主であり、基本的に頸部の痛みではない。

Point!

首の痛みが主症状の上の２つの病名も、何が痛みを出しているのか、痛みの原因を表すものではありません！

それなのに、ここまでをくわしく診てくれる医療施設というのはそれほどありません。

そもそも、「首が痛い」と訴えている患者さんの首をさわりもしないで、レントゲンだけですませようとする医療者に、真の痛みの原因などわかるはずがないと思います。

これは誰かを批判するものではありません。痛いところをきちんと触診し、どんな動作をすれば痛いのかを確認し、さらにどうしたら痛みが楽になるのかまでを確認して、はじめて痛みの真の原因にたどり着くのだと私は考えています。

もちろん、きちんと診てくれる医療者もいますが、それほど多くないのが現状だと私は感じています。

「首の痛み」とはどこを指すのか

医学的な意味よりも広い範囲の痛みを訴える

では、「首の痛み」というのは、具体的にどこを指すのでしょうか。

首とは、医学的に頸椎のことをいいます。厳密には、次ページ上図の7つの骨（第1頸椎〜第7頸椎）で構成された部分を指します。

しかし、実際に患者さんが「首が痛いです」と訴えるときは、だいたい下図の範囲をいうことが多いのです。

たとえば、後頭部のいちばん下のほうまで痛いという方もいれば、あるいは、首から背中にかけて広がっている筋肉で、肩こりに大きくかか

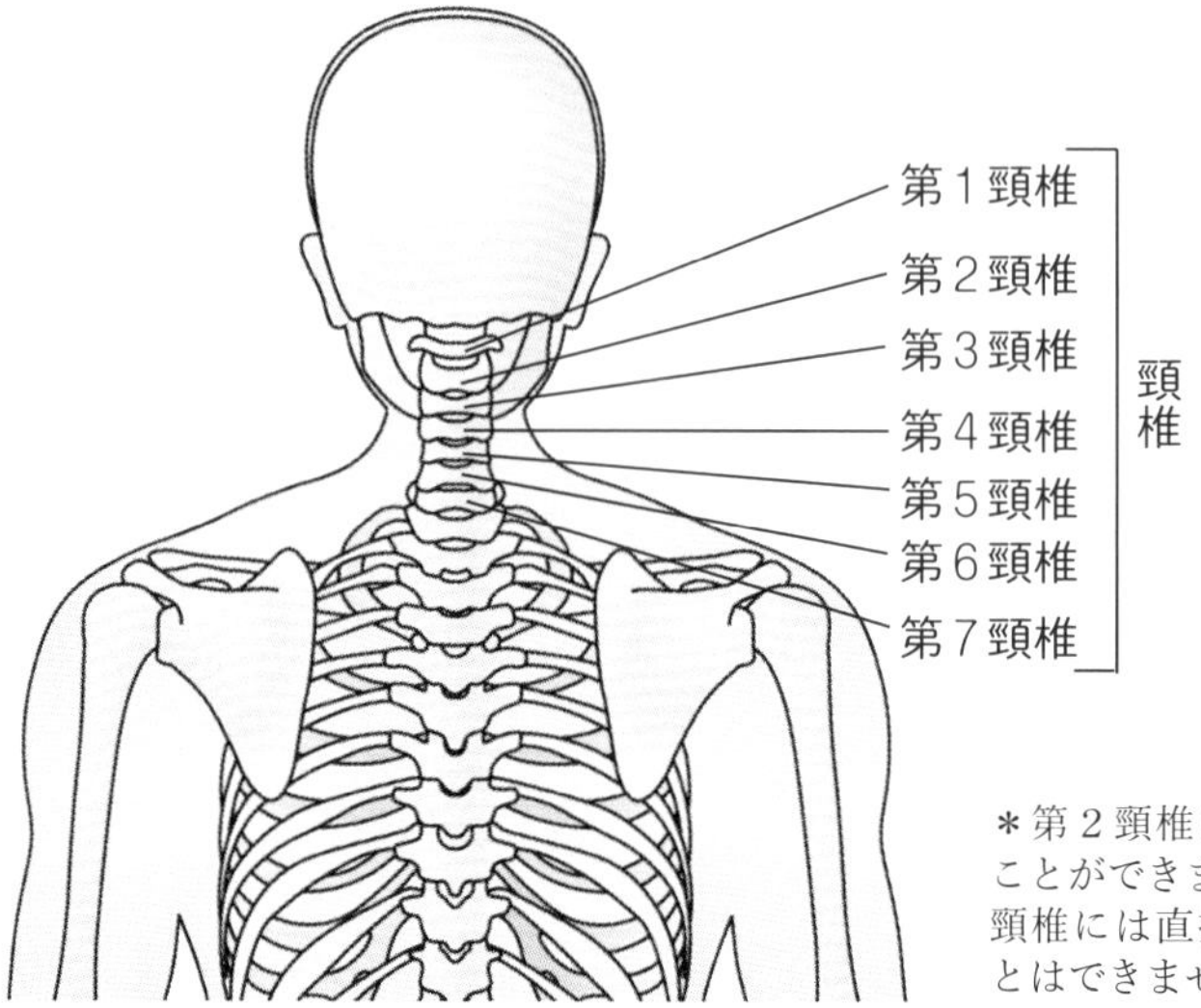

＊第２頸椎にはさわることができますが、第１頸椎には直接さわることはできません。

頸椎は７つの骨でできている

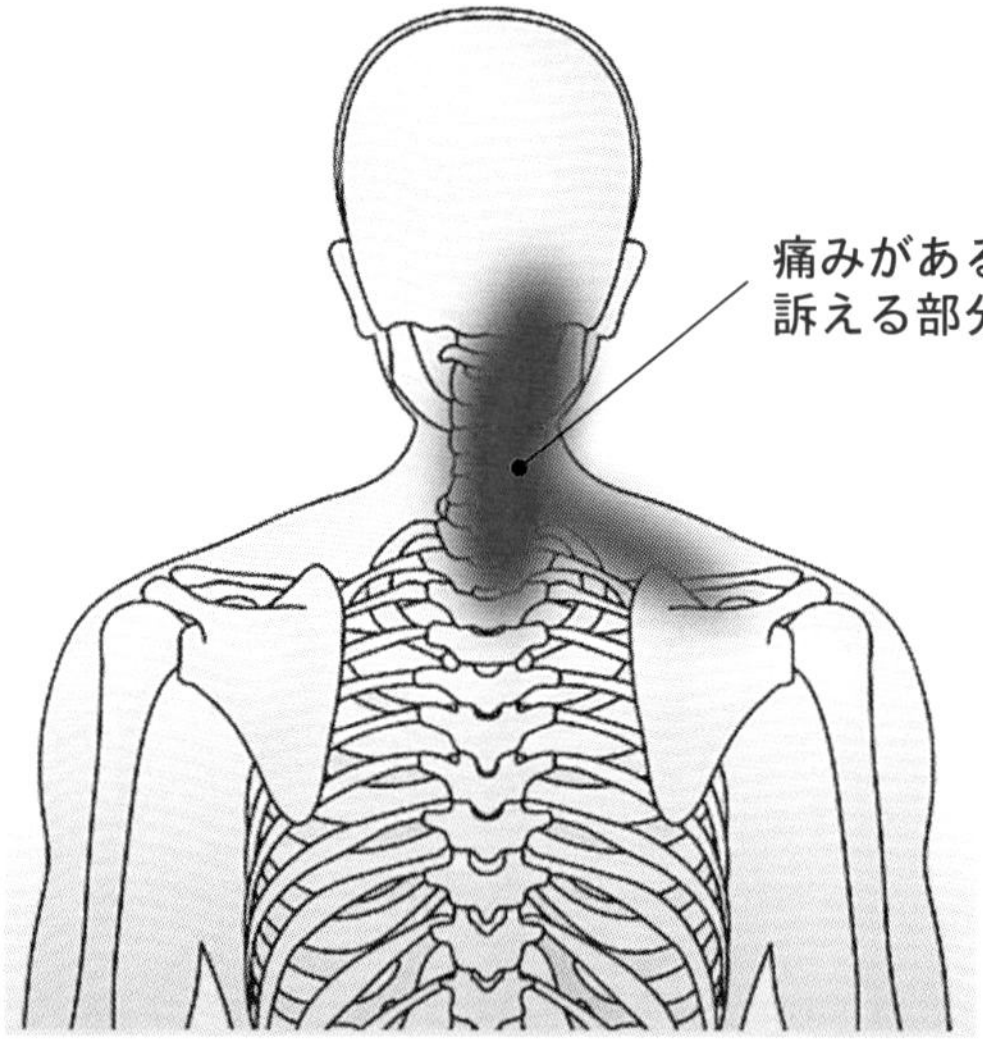

後頭部の下のあたりから僧帽筋まで、広い範囲の痛みを「首の痛み」として訴える患者さんが多い

わる僧帽筋《そうぼうきん》（71ページ図参照）がずっと痛くて悩んでいるという方もいます。

つまり、医学的な意味よりも広い範囲の痛みを、「首の痛み」として訴える方が多いというのが、たくさんの患者さんを診てきた私の実感です。

ですから、ここでも大切になるのが、**レントゲンに写ったものに頼るのではなく、患者さんの訴えにきちんと耳を傾ける**ということです。

痛みの「原因組織」を探せ

痛みの範囲がわかったら、なんといっても「首の何が痛いのか」を明確にすることが、最初にやるべき大事なポイントです。

なぜなら、倒すべき敵がわからない戦いなどありえないからです。

たとえば、家のテレビが映らなくなり、修理に出したとします。修理屋さんは何をするかというと、まず壊れた原因、映らなくなった原因を探しますね。つまり、何かを直そうと思ったら、最初に直すべき部位を探すわけです。

コンセントが壊れていることがわかれば、コンセントを直せばいいし、モニターとその電気信号をつなぐところが壊れているのなら、接続をよくすればいいのです。


私たちの体もこれと同じです。どこかに痛みが出ているということは、痛みを出している壊れた組織があるわけです。

医学的にいえば、炎症していたり、線維《せんい》化していたり、圧縮を受けたりしている組織があるということです。

つまり、この組織こそ、痛みの真犯人といえます。この、**痛みを出している組織を、本書では「痛みの原因組織」と表現する**ことにします。

正しいアプローチをしていくために、まずは、その組織を探すところから始めなければなりません。

首の痛みの原因組織は4つある

自分でチェックできるのは皮膚、筋膜、筋

ここから、実際に、どの組織が首の痛みを出しているのかをみていきましょう。たくさんの患者さんを診てきた私にいえるのは、「**痛みの原因組織」は90％が、次の4つにあてはまる**ということです。

❶皮膚（浅層《せんそう》筋膜）
❷筋膜（深層筋膜）
❸筋
❹椎間関節（関節包・靭帯）

こう説明されると、「私のこのつらい痛みの原因が、たった4つのどれかなの？」と思う方もいるかもしれません。とくに、「痛みの原因は皮膚にあった」と聞かされると、驚く方がほとんどです。

ですが、これが痛みの原因組織であるケースは意外と多いのです。

皮膚といっても、皮膚の表面ではなく、正しくは「浅層筋膜」のことです。ただ、一般的には皮膚と表現したほうがわかりやすいので、本書では「皮膚」としています。

そして、その下にある**筋膜（深層筋膜）や筋が原因の方も結構います**。

さらに、椎間関節を入れると、痛みの90％がこの4つに収まります。

というのも、この**4つの組織にアプローチをすると**、**その場で首の痛みが明らかに改善する患者さんが多い**からです。

ただ、ここで1つ、お断りしておきたいことがあります。最後にあげ

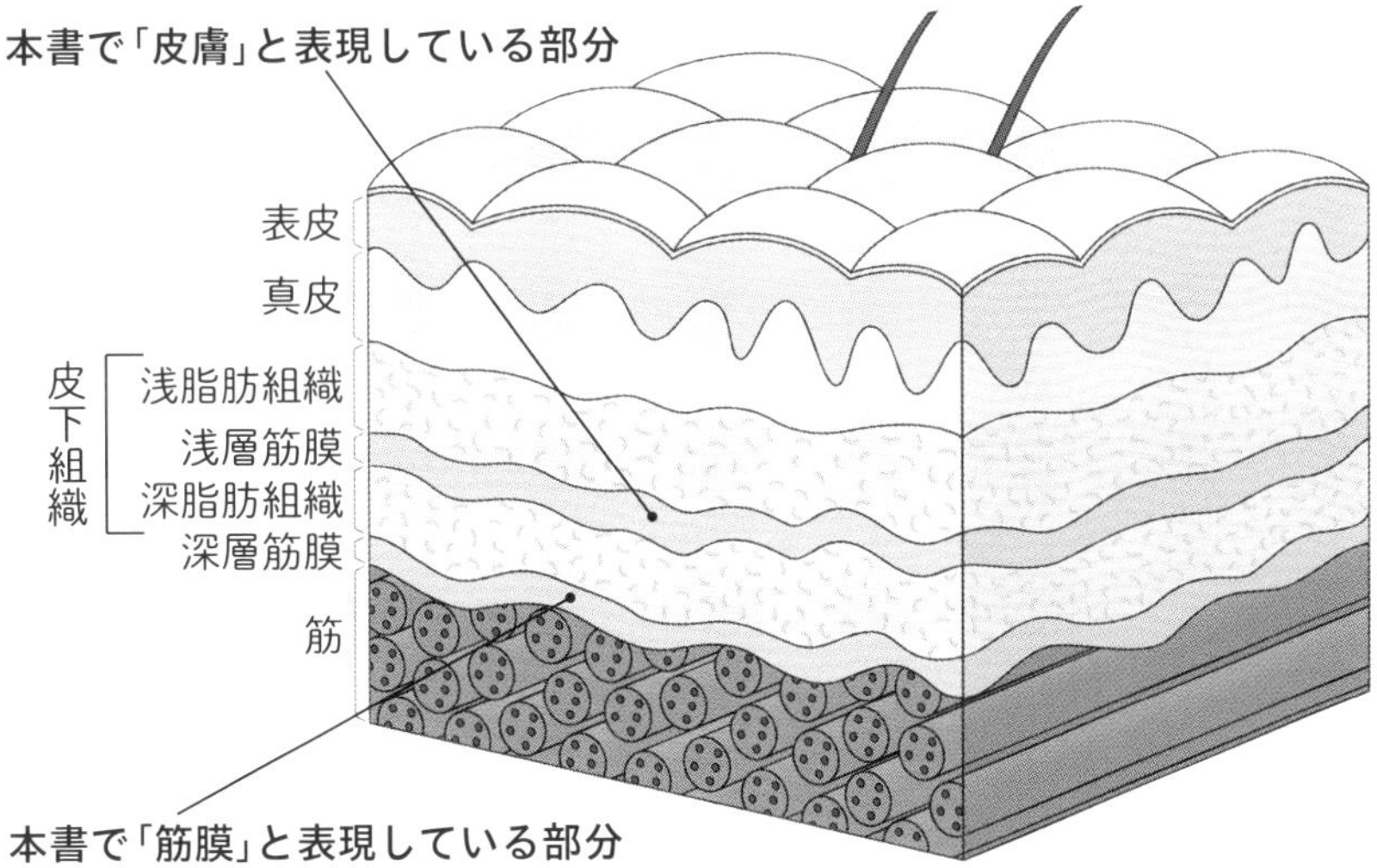

た椎間関節ですが、これは患者さんが自分でチェックしたり治療したりすることができません。

ですから本書では、それ以外の3つの組織（皮膚、筋膜、筋）について、自分でチェックする方法と改善方法をお教えしていきます。

「せっかくなら、椎間関節についても教えてくれればいいのに」

と思う方もいるかもしれません。

でも、3つが原因となるケースが多いので、それを知るだけでも、あなたがずっと悩んでいる首の痛みが解消する確率は、ぐっと高くなるはずです。

痛みの原因がレントゲンに写らない理由

レントゲンには骨しか写らない

さて、ここでみなさんに思い出していただきたいのが、私が「はじめに」でお伝えした、「痛みの原因は、レントゲンには写らない」ということです。

病名が痛みの原因を表すものではなく、痛みを生じさせる組織は4つあることを学んだいま、

「あれ？　じゃあ、レントゲンには何が写っているの？」

と思われた方も多いのではないでしょうか。

じつは、レントゲンには骨しか写らないのです。

4つの痛みの原因組織のうち、皮膚と筋膜、筋はまったく写りません。椎間関節も、よほどひどい異常がないかぎりわからないと思います。

つまり、レントゲンでは、倒すべき敵、痛みを出している組織はみつからないということです。痛みを出している組織がわからなければ、当然、改善の糸口すらみえてきません。

これはとても大事なことなので、くりかえしておきますが、医療者も患者さんも、痛みを改善するためにまずやるべきは、「痛みを出している組織は何か」を探ることです。

痛みの原因組織がわかりさえすれば、何にどうアプローチすればいいのかが明確になり、アプローチする方法もわかるからです。

薬は痛みの原因にアプローチしているわけではない

レントゲンでは、何にアプローチをすればいいのかがわからないため、

「痛み止めの薬を出しますから、それでしばらく様子をみましょう」
となららざるをえないのです。

でも、痛み止めの薬というのは、痛みのある1カ所にだけ作用するのではなく、ある意味、体全体を麻痺《まひ》させて痛みをとるものです。

ですから、痛みの原因そのものにアプローチしているとはいいがたく、結局、病院に通っていても痛みがよくならないということにつながります。

いかがでしょう。「なるほど」と思われた点が多かったのではないでしょうか。

まず、何が痛いのかをみつけて、そこにアプローチすることが大事だということを理解してもらったところで、次の章から、皮膚（浅層筋膜）、筋膜（深層筋膜）、筋の3つについて、みなさんが自分でできるセルフチェックをお伝えしたいと思います。

Chapter 2
首の痛みのセルフチェック―皮膚

倒すべき敵の1つは、「皮膚」

「この首の痛みの原因が皮膚なの？」

前章でお話ししたように、痛みを改善するためには、痛みの原因組織をみつけて、正しくアプローチしなければなりません。

倒すべき敵がわからないまま戦いに挑んでも、勝つことはできないからです。

倒すべき敵である痛みの原因組織の1つが、「皮膚」です。

でも、多くの方に、「痛みの原因は皮膚なんですよ」とお話しすると、「何年も続いている私のこの首の痛みの原因が皮膚なの？　皮膚が痛いなんて感じないけど……」

と驚かれます。

じつは、**皮膚による痛みの患者さんは、一定数いる**のです。

本章では、皮膚の痛みのセルフチェックについてお話ししたいと思います。

そこでまず、首の痛みに3年間も悩まされた70代の女性の体験談を紹介しましょう。

「痛みでまったく上を向けない」と言っていたのが、わずか1回の施術で「上を向いても楽」というところまで改善し、とても喜ばれました。

《体験談》3年間も悩んだ首の痛みがあっけなく改善した！

いろいろな治療を受けたものの改善しない

あるとき、70代の女性が、

「首の痛みで、これまでいろいろな治療を受けてきたのですが、少しもよくならなくてつらいんです」

と、私のもとを訪れました。

くわしくお話を伺うと、もう3年くらい、痛みに悩まされているといいます。

きっかけは、趣味の登山でした。

山から降りてくるときに、気圧の関係なのか、ちょっと耳がおかしいなと思っていたら、家に帰ってから肩が痛くなったそうです。

それから、首をまわすと痛みを感じるようになり、ずいぶんいろいろな治療を受けたものの改善しないまま、3年が過ぎたとのお話でした。

「左にまわすと痛くて、その反動で右も痛くなるし、上向きがいちばん痛いです。まったく上を向けない状態が、ずいぶん長いあいだ続いています」

そう訴える彼女に、私は1枚の絵をみせてたずねました。

「痛いのは、ここから、この奥のあたりのところ？」

どのへんが痛いのか、答えやすいように、痛みの範囲の絵を描いておいたのです。

「はい、このへんだと思います」

首の痛みがどんどん軽減していった

私はこの段階で、彼女の痛みの原因組織は、皮膚あるいは筋膜ではないかと考えていました。

「奥のほうが痛いのは、もしかしたら関節かもしれないけど、まず表層の表面の組織からやっていこう」

そう伝えて、表層へのアプローチを行いました。

すると、施術を進めるにつれて、彼女の首の痛みはどんどん軽減していったのです。

途中で、

「首をまわしてみて、痛みはどれくらい楽になった？」

とたずねると、

「もう、半分くらいになってます」

と言います。

次に、筋膜の施術を行っても、それほどの改善はみられませんでした。

そこで、さらに皮膚への施術を念入りに行うと、痛みはどんどん軽減していきました。

つまり、皮膚が痛みの原因組織だったわけです。

最終的には、「痛みでまったく上を向けない」と言っていたのが、「上を向いても楽」と、うれしそうに話されるまでに改善しました。

皮膚にアプローチしたことで、何年も悩んでいた首の痛みが、明らかによくなったのです。

痛みの種類と範囲

患者さんは痛みを表面では感じていない

ここで、非常に大事なことをお伝えします。

皮膚や筋膜というのは表面の部位でありながら、じつは、いまお話しした患者さんを含め、痛みや症状を表面では感じていないのです。

たとえば、表面のピリピリするような痛みやしびれ、表面だけがビーンとしているような感じなどがあれば、患者さん自身、「これは何か表面の障害かもしれない」と思いますね。

でも、実際は、痛みの原因組織が皮膚や筋膜の患者さんの多くが、「どんなふうに痛いですか」

と聞かれると、次のように訴えてきます。

「首の奥のほうが痛いんです」
「重ったるい感じがして」
「首のあたり全体がジワーと痛みます」
「とにかくいつも痛いです」
「ざわざわしている感じです」
「もう、痛くて首のここから先を投げ出したい」

こうしたことから、患者さん本人も医療者も、これまではなかなか皮膚に原因があると気づけなかったのです。でも、最近は、エコーで表面の病態がわかるようになり、皮膚が原因ではないかと考えるお医者さんも少しずつ増えてきています。

ですが、ほとんどわからなかった理由はこういうことだと知っていると、見え方が変わるのではないでしょうか。

どことは言えないけど痛い

また、痛みの範囲も重要なポイントになります。

私が、**「これは皮膚とか、表面があやしいぞ」と考えるのは、痛みの範囲が中央より外側で、1カ所の痛みではない場合**です。

こういう場合、患者さんはだいたい、「はっきりどこが痛いとは言えないんですが……」などと訴えます。

こうした痛みの表現というのは、じつはとても大事です。

漠然と「奥のほう」とか、「どことは言えないけど痛い」というときは、表面もしくは神経の痛みなので、皮膚や筋膜の痛みであることが多いのです。

ご自分の首の痛みが、痛みの種類や痛みの範囲に該当するなと思われたら、これから説明するセルフチェックをやってみてください。

皮膚が原因の場合の痛みの種類と部位

痛みの種類

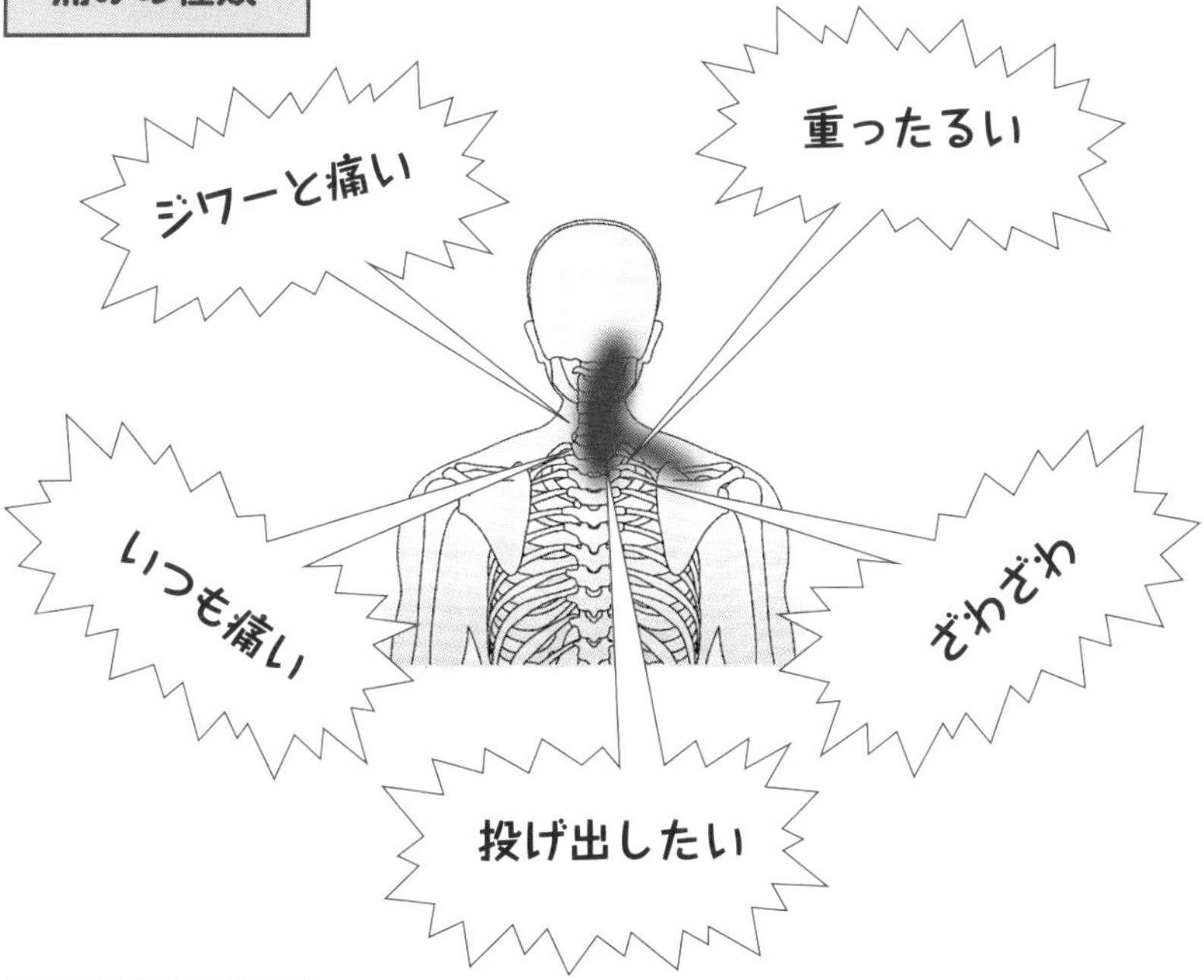

痛みの部位

◉中央より外側

◉範囲が広い

◉奥のほう

◉どことは言えない

セルフチェックの手順

痛みを誘発する

これが最初のポイントです。

「誘発」というとむずかしそうに感じるかもしれませんが、意図的に痛みを出すということです。

たとえば、首の右側の部分が痛かったとします。その痛みは、どうやったら出るのかを自分で確認します。

首の痛いところを、縮めると痛いのか、伸ばすと痛いのか、あるいは下を向くと痛いのか、上を向くと痛いのかを確認しましょう。

[首の右側が痛い場合]

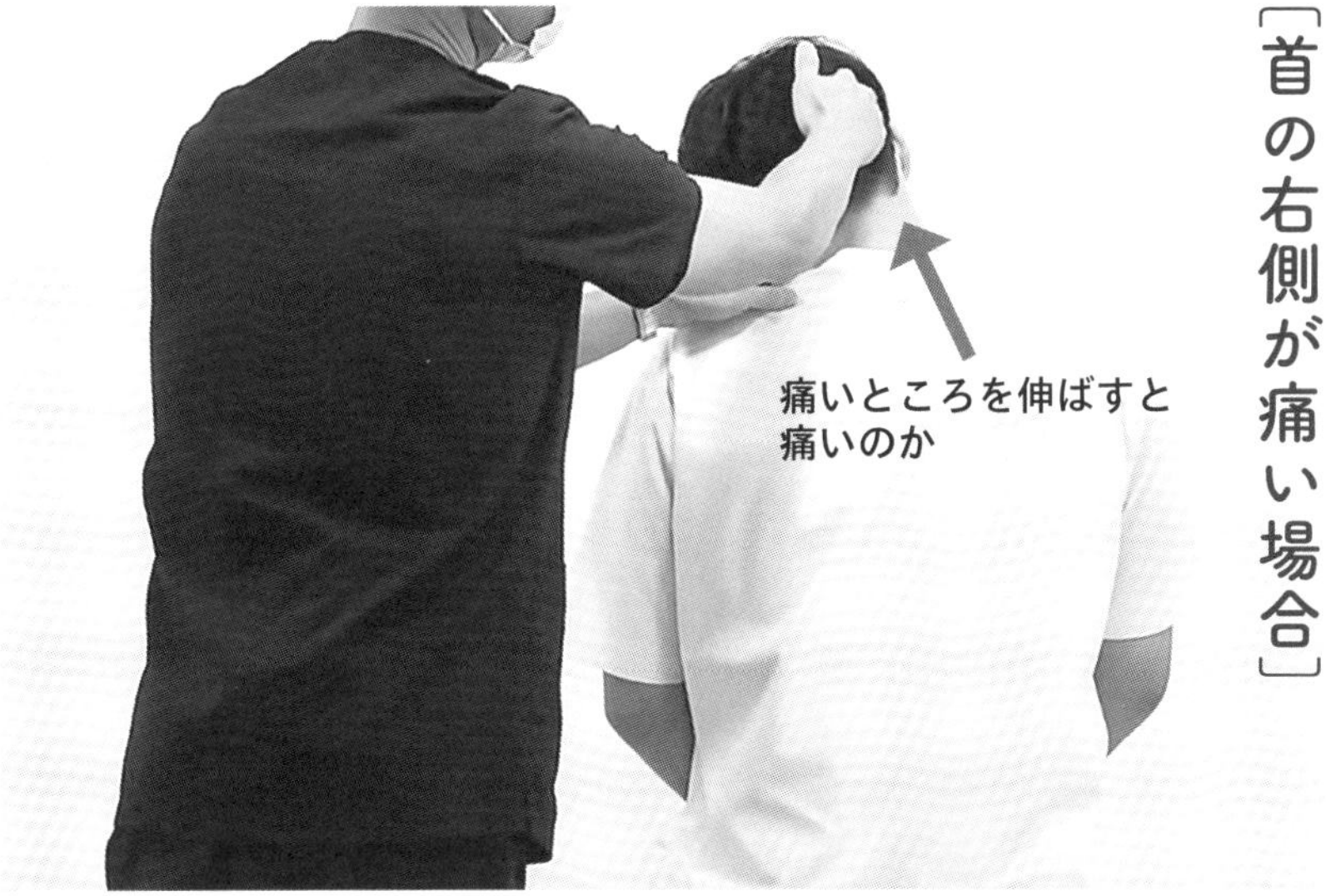
痛いところを伸ばすと
痛いのか

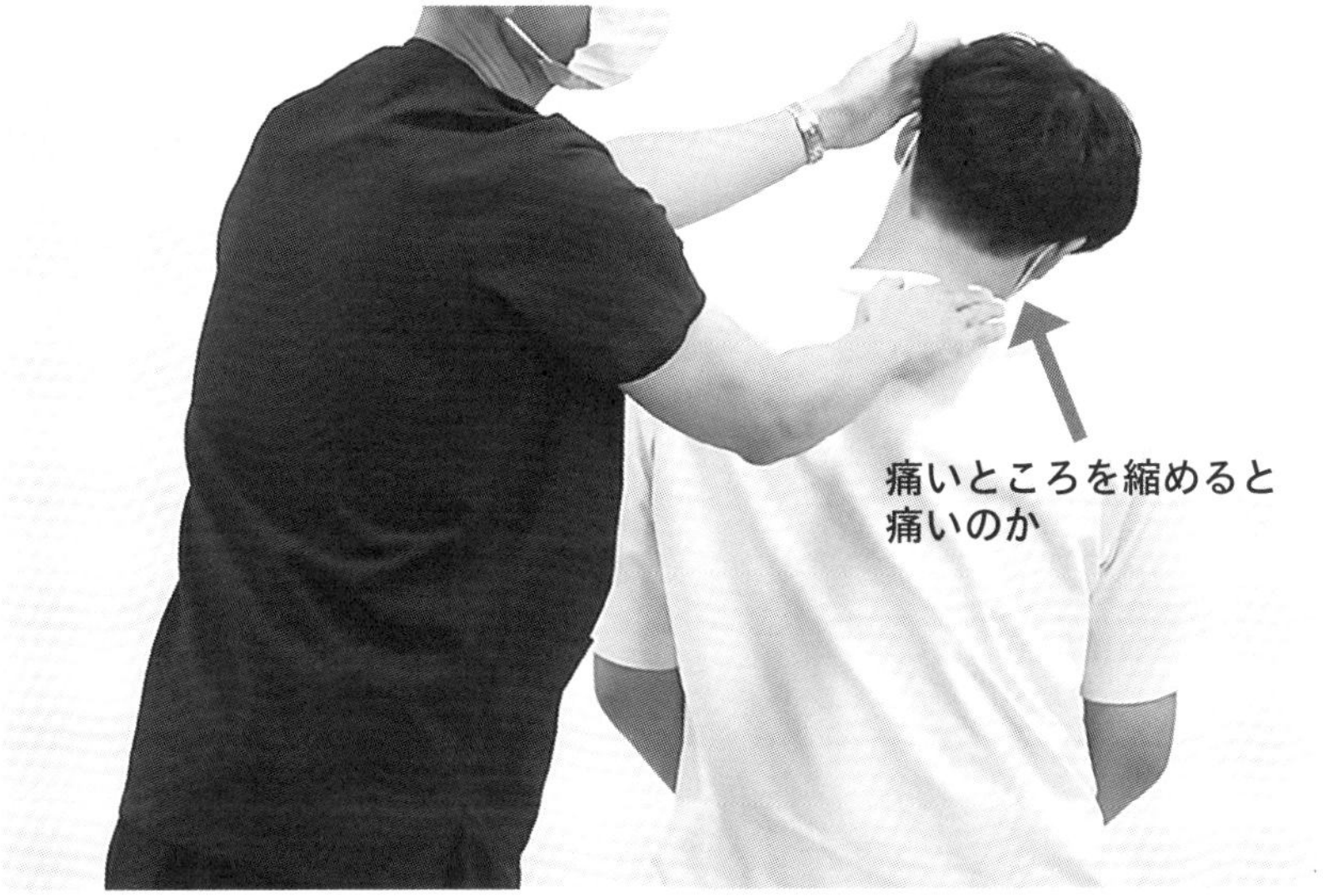
痛いところを縮めると
痛いのか

どうやったら普段と同じ痛みが出るのかを確認する

自分で実際に首を動かして意図的に痛みを出し、どういうときに痛みを感じるのかを確かめることから始めてください。

そして、痛みが出たら、その痛みが普段出ている痛みと似ているかどうかも大事です。

もし、痛みが出たとしても、いつも悩まされている痛みと同じでなければ、意味がありません。


つまり、セルフチェックにおいては、まず、

「どの肢位で痛みが誘発されるのか」

「その痛みは普段の痛みと似ているか」

を確認することが重要なのです。

皮膚を動かして痛みが変化するかを確認する

普段、感じている痛みが出たら、痛い部分の首の皮膚を、手で縦、横に

動かしてみましょう（これを皮膚の「滑走操作」といいます）。

そして、動かすことによって、痛みが変化するかどうかを確認します。**痛みに変化があったり、あるいは痛みがなくなったりしたら、そこが痛みを出していた**ということがわかるわけです。

むずかしい施術ではありませんし、覚えれば、かなりの首の痛みに対応することができます。

これから実際の画像を使ってセルフチェックのやり方を説明していきますので、確実に覚えましょう！

皮膚による首の痛みのセルフチェック方法

痛い範囲のところの皮膚を動かす

先ほど、セルフチェックの第1段階として、「痛みを出す」ことをお話ししました。

まず、自分で首を左右にまわしたり、上を向いたり下を向いたりなどして、どうしたときに痛みを感じるのかを確認しましょう。

「こうやったら痛みが出るな」

「これは普段感じている痛みと同じだな」

ということがわかったら、次に、痛い範囲のところの皮膚を動かします。

皮膚を動かすときは、痛いところを指の先端でさわるのではなくて、できるだけ広い面でさわってください。

そして、縦、横と皮膚を動かします。

軽くさわって皮膚を動かす

動かしてみると、硬い方向があると思いますので、その硬い方向に動かします。

通常、縦が硬いので縦の方向に動かして、上と下で止まるところまで動かすことをくりかえしましょう。

大事なのは、絶対に強く押さないことです。軽くさわりながら、皮膚の動きが止まるところまでいったら、そこで止めます。

次に、反対の止まるところまでいったら、そこで止めます。

上で止まる、下で止まる、上で止まる、下で止まる……、こういう感

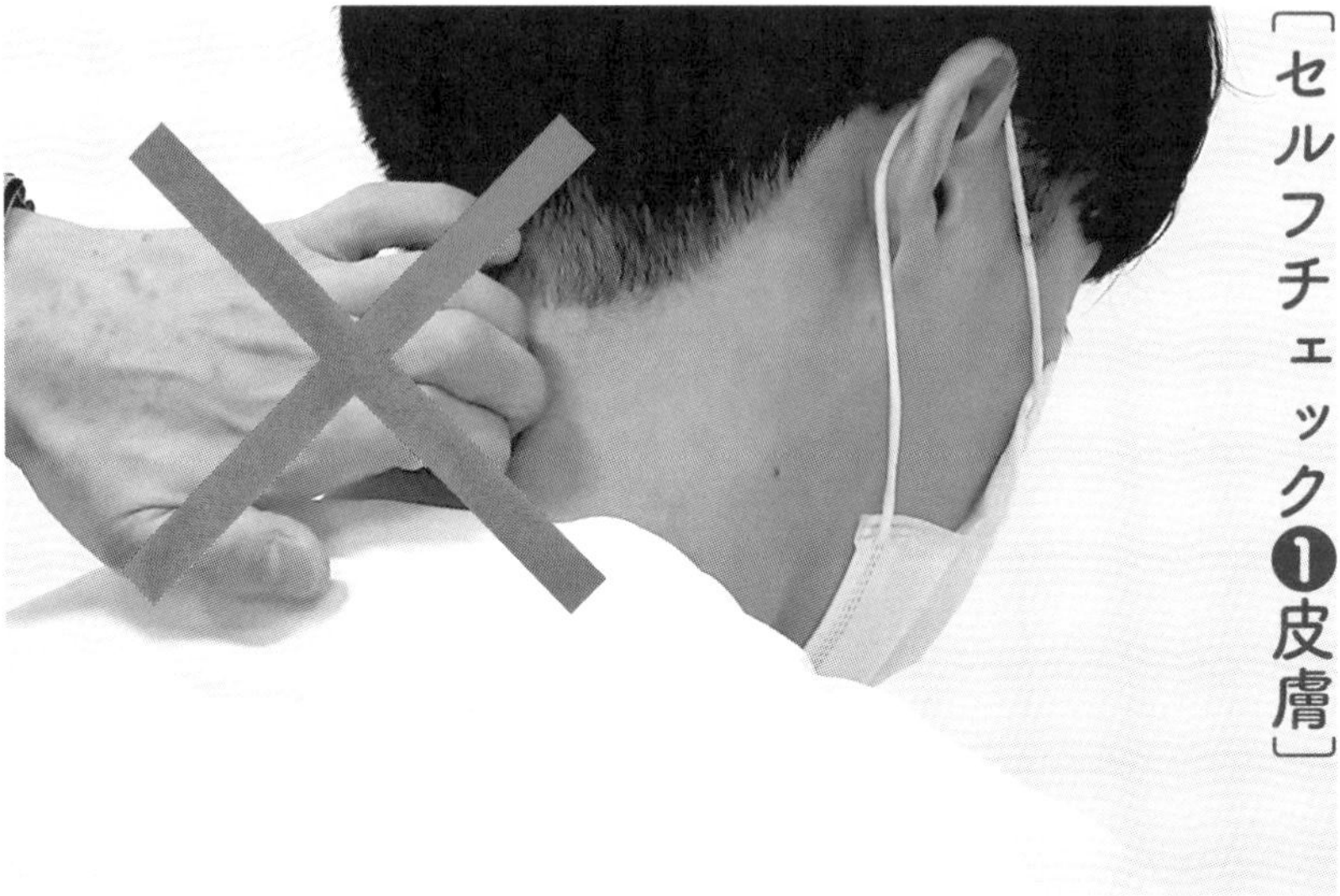

指の先端でさわって動かすのはNG

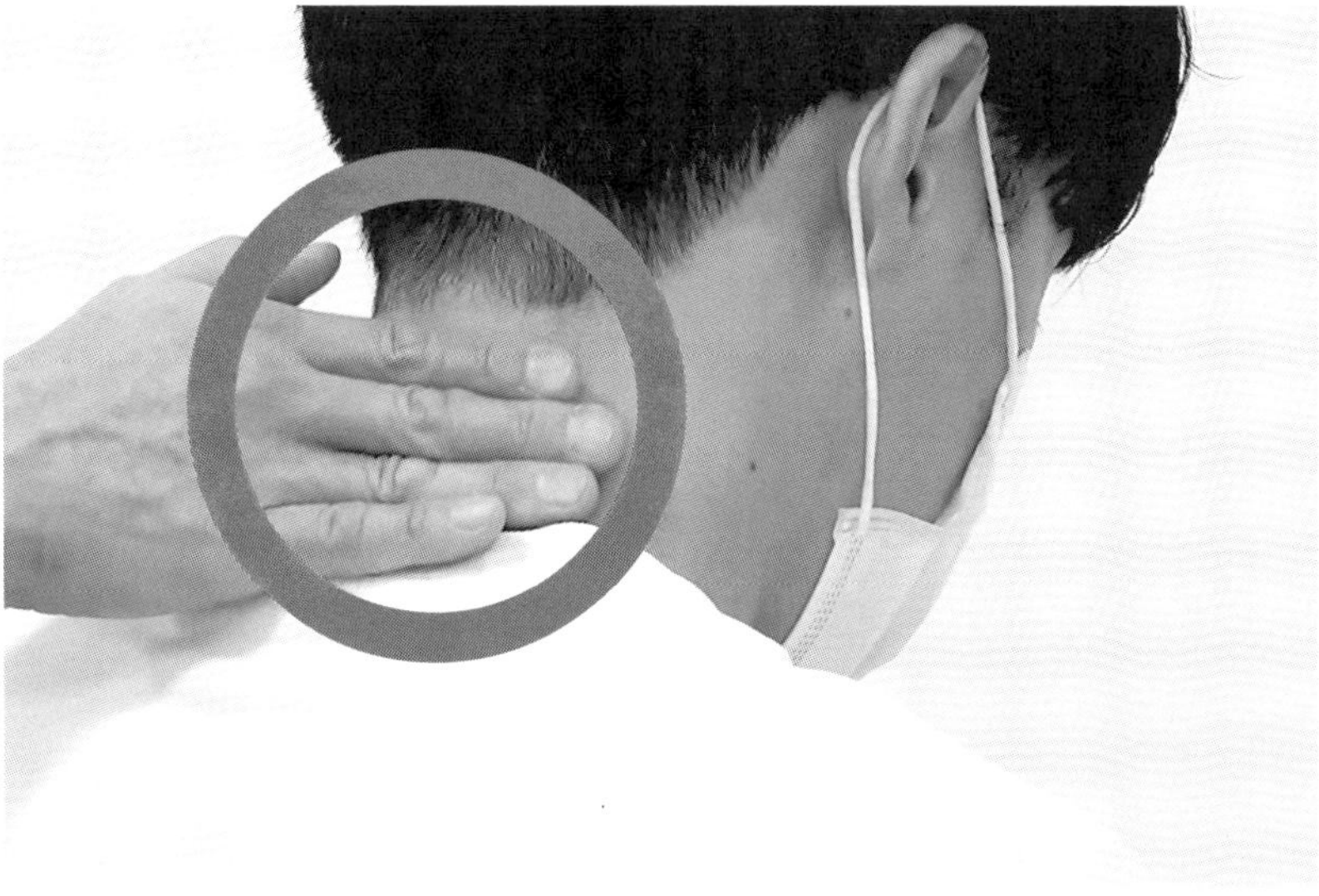

できるだけ指の広い面でさわる

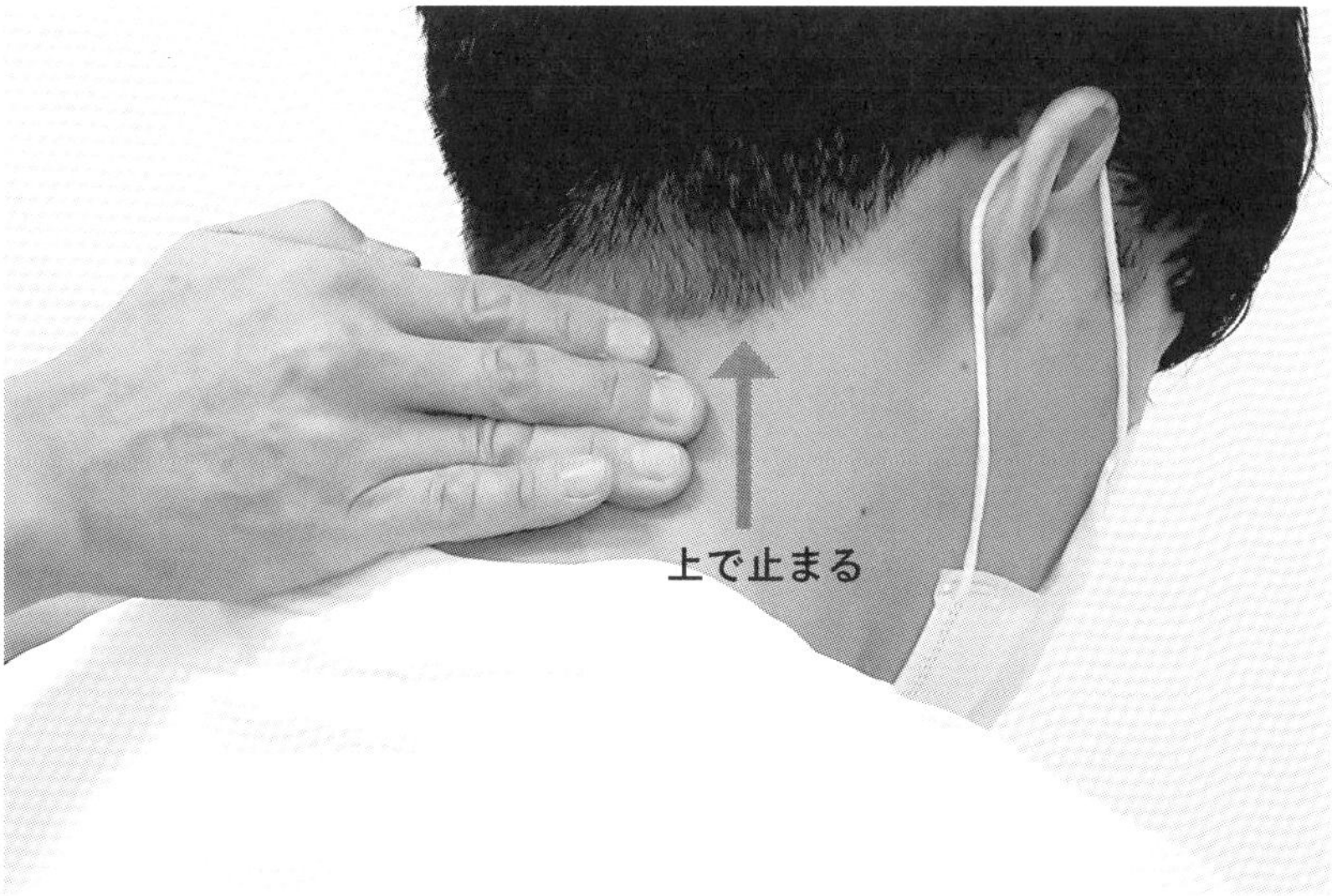

軽くさわりながら、皮膚の動きが止まるところまでいって止める

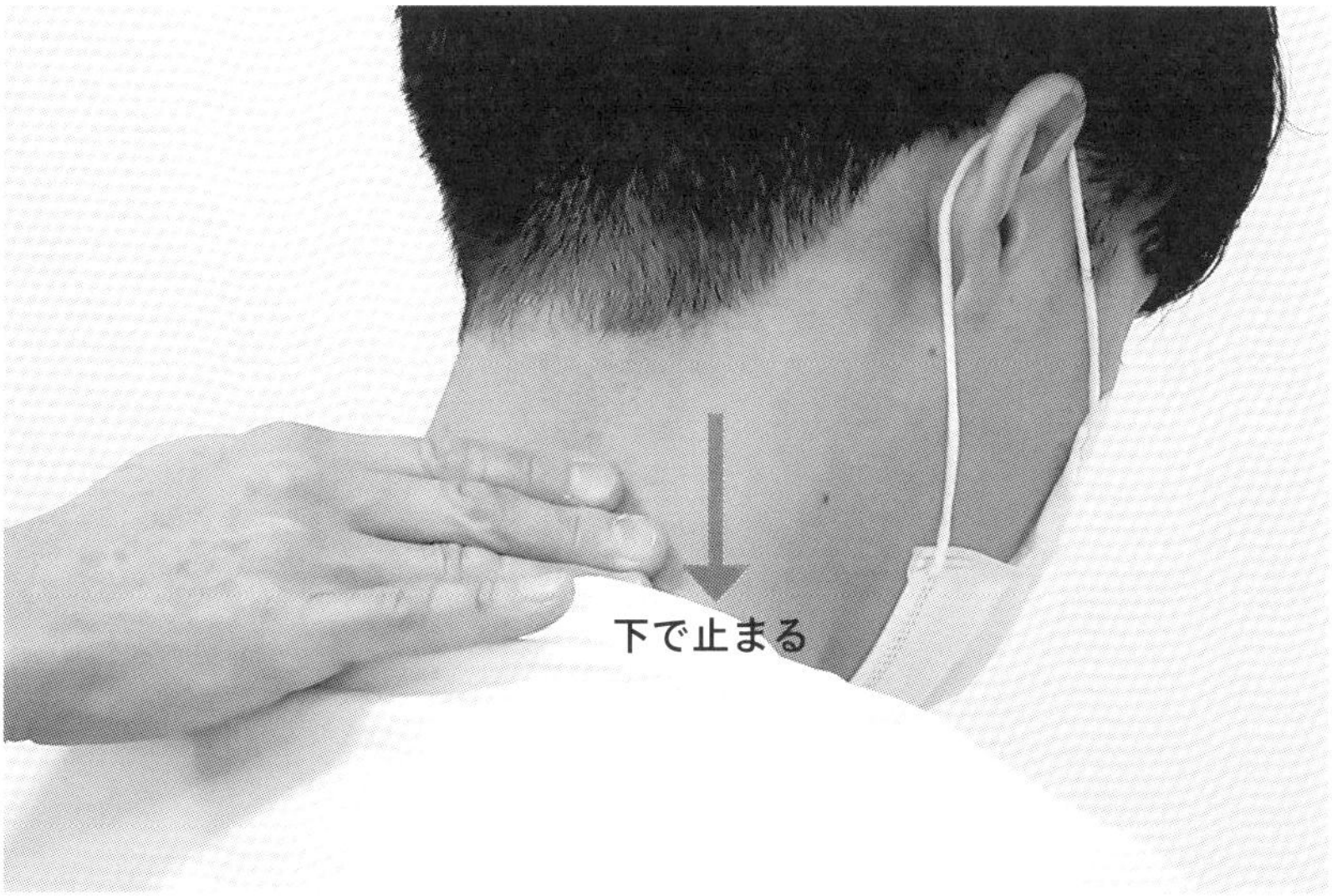

30秒〜1分間ほどくりかえす

この操作はしっかり覚えてもらいたいので、QRコードで動画を見られるようにしました。スマートフォンなどを使って、ぜひご覧ください。

じでリズミカルに動かしてください。

だいたい、時間にして30秒〜1分間くらいやるといいと思います。

やったあとに、もともと痛みの出た動き、つまり首を伸ばしたり縮めたり、右や左にまわしたり、上や下を向いたりしても痛みがなくなった、あるいは明らかに痛みが軽減したようなら、皮膚が痛みの原因組織であったということがわかるわけです。

こうしたチェックは、もちろん自分でもできますが、手の届かない部分などもありますから、家族などほかの人にやってもらえるとさらにいいですね。

園芸用のゴム手袋を用いるメリット

皮膚を動かすときは圧力をかけない

首の皮膚を動かす際におすすめしたいのが、園芸用の滑り止めのついたゴム手袋です。

この手袋をつけると滑らないので、無理せず弱い力で当てられて行いやすく、さらに効果的にできるというメリットがあります。

どういうことかというと、皮膚を動かすときには、できるだけ圧力をかけないで動かしてほしいのです。

圧力をかけると、皮膚の下が中心に動くので、肝心の皮膚が動きません。だから、弱い力で動かすことが大事です。

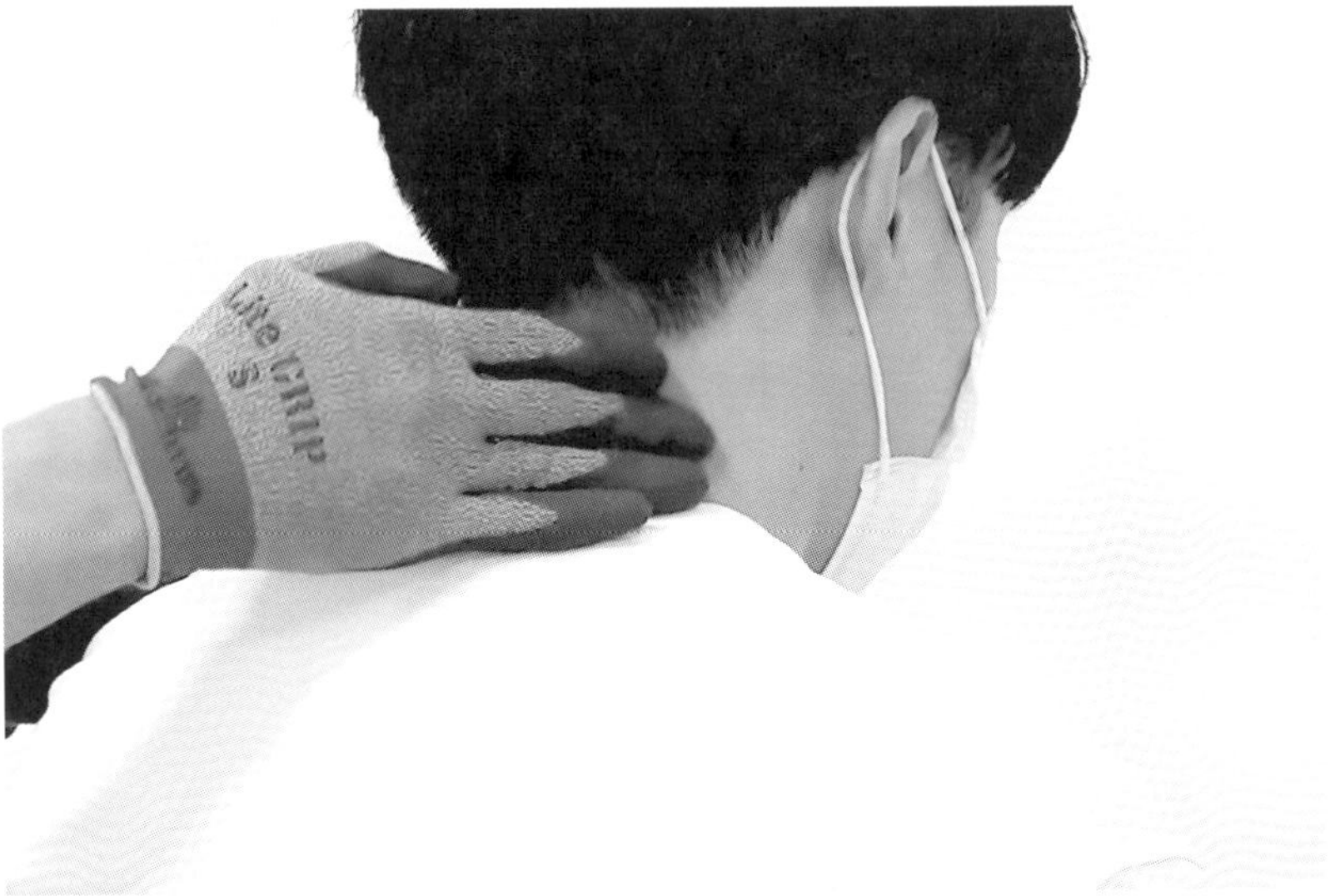

園芸用手袋をつけると、無理せず、弱い力で皮膚を動かせる

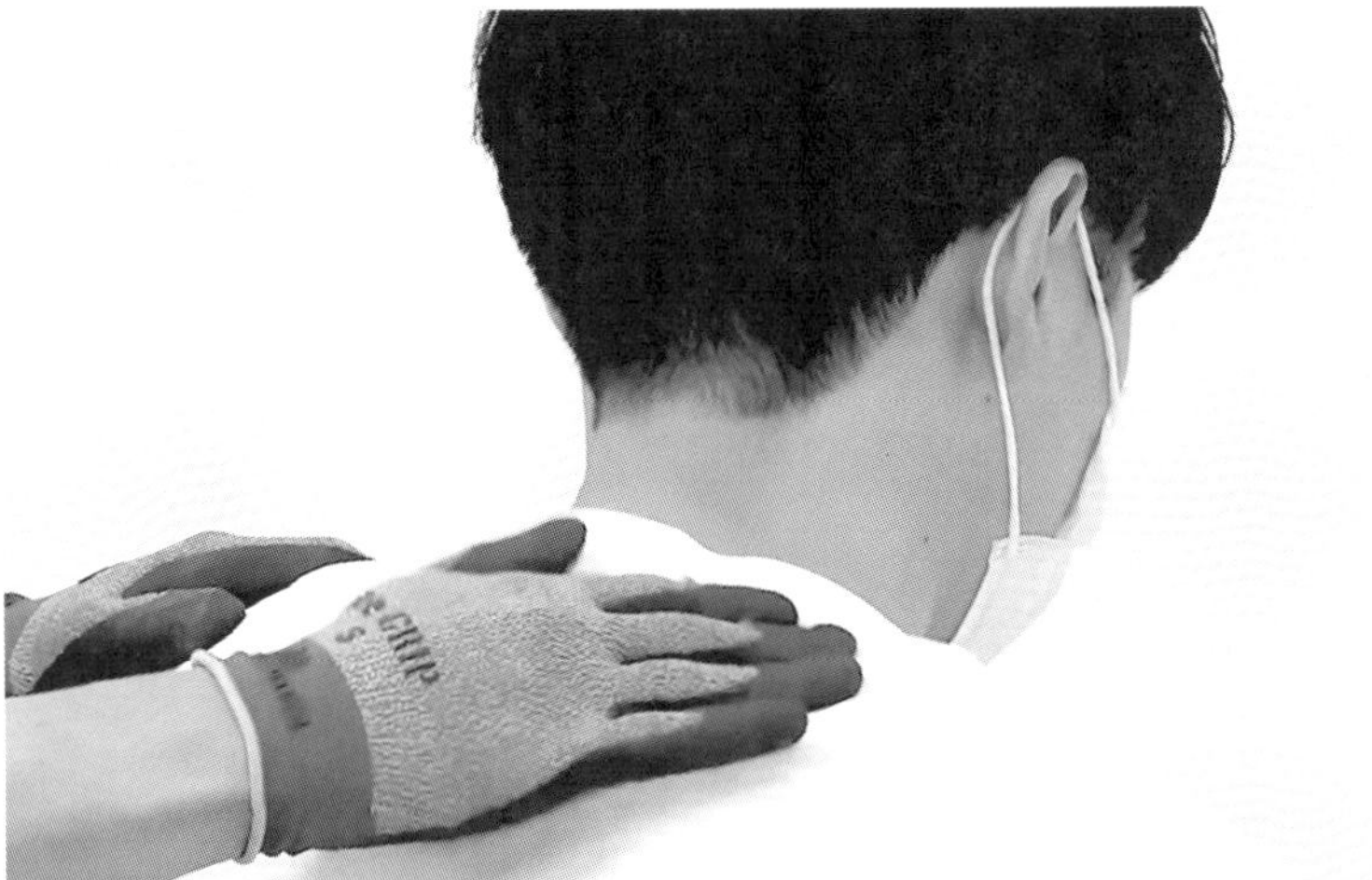

滑り止めがあるので、服の上からでも滑らずに行える

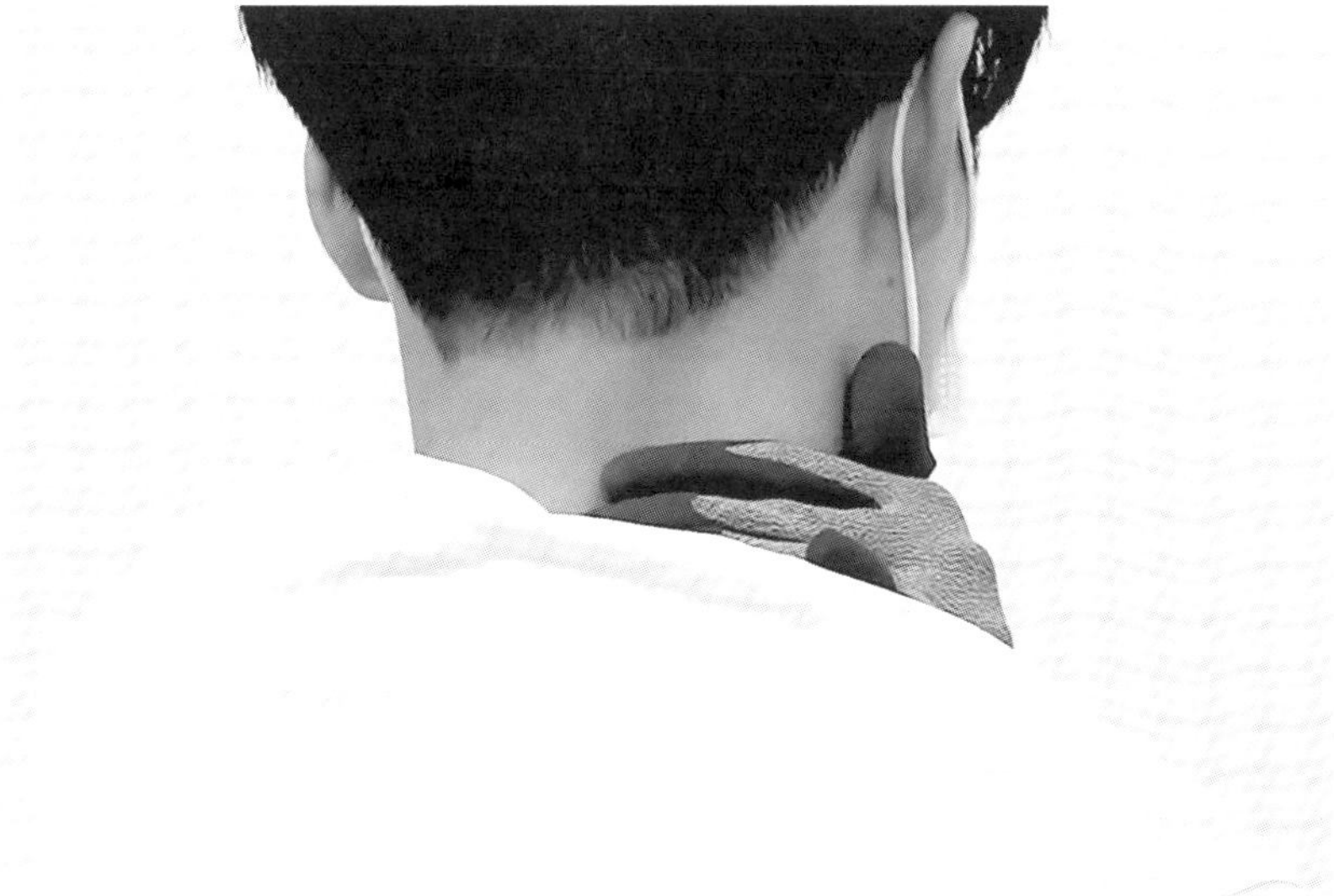

とくに自分でやる場合には、手袋は効果大

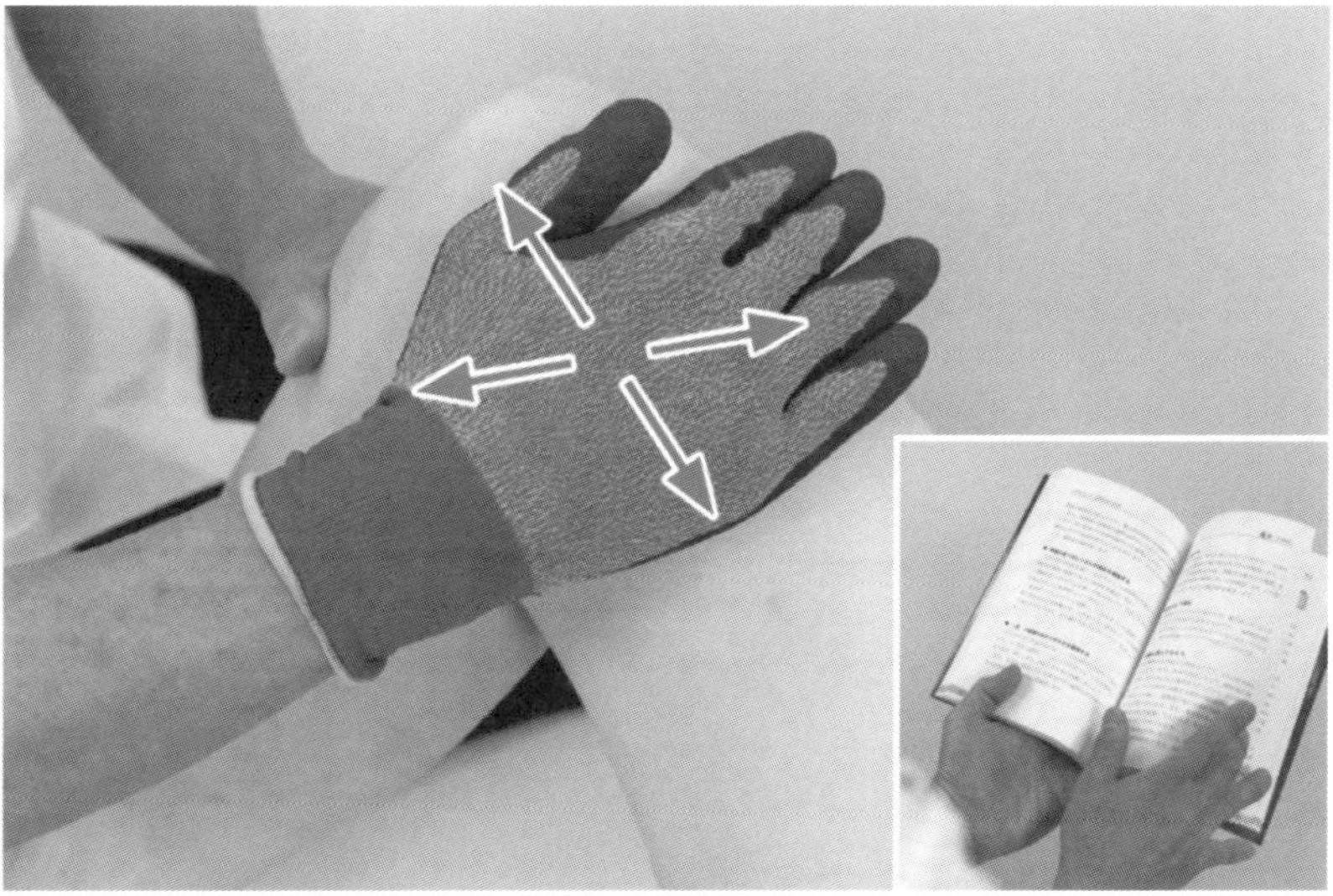

手袋があれば、素手よりもぐんと弱い力で皮膚を動かすことが可能

たとえば、本のページをめくるときに、1枚だけめくりたければ弱い力でめくりますね。ぐっと押してめくったら、5枚も6枚もめくれてしまいます。つまり、押す力は弱く、でも皮膚が止まるまでしっかり動かす、というのがコツです。

このコツをうまく行うためにゴム手袋をすると、さらに効果が高くなります。

また、**手袋をつけていると、服の上からさわっても滑りにくくなります。**

とくに、自分でやる場合には、手袋をつけることをおすすめします。

手袋は、ホームセンターやネットなどで簡単に手に入りますので、自分の手にあったものを使ってください。

Chapter 3

首の痛みのセルフチェック―筋膜

《体験談》「反る」と首が痛む原因は筋膜にあった

痛みの出ている筋膜は粘り強い

本章では、皮膚より少しだけ深いところにある筋膜（深層筋膜）のセルフチェックについて説明します。

首の痛みの原因組織が筋膜であるケースは非常に多いので、必ず試してみてください。

1年ほど前から、痛くて首を少ししか反《そ》らすことができないという悩みを抱えた60代の男性が来院されました。

「反るのがいちばん痛いということですが、反ったとき、どこが痛いですか。首の両側？　それとも右、左のどちらかですか」

そうたずねると、「とくに右が痛いです」とのこと。

私は痛みの原因組織が皮膚ではなく、深層筋膜ではないかと考え、早速、深層の筋膜へのアプローチを試みました。的確にポイントを探り、「これかな」という手応えを感じたところをほぐしていったのです。


それから、患者さんに首を反ってもらったところ、反らす角度がかなり広がりました。

ご本人も、

「すごく楽になりました」

と言います。

でも、まだ痛みが残っているようです。

「痛みはどれくらい残ってますか？」

「2割くらいです」

そんなやりとりをし、さらに広く、深層の筋膜をほぐしていきました。強くさわっているわけではないのですが、痛みの出ている筋膜は、粘り強いような感じがあります。

そこをさわられると、患者さんにとってはとても痛いのです。

しばらく施術を続け、再度、患者さんにたずねました。

「反ってみて、どんな感じ？」

「すごく楽です！　痛みがほとんどなくなりました」

なんと、1年間がまんしてきた痛みが、ほとんど消えてしまったのです。

痛みの範囲が広く、場所がはっきりしない

痛みは首の中央よりやや外側が多い

前述の体験談のようなケースは、痛みの原因組織に正しくアプローチすれば可能です。大事なことなので、くりかえし説明すると、**痛みが出るのは中央の場合もありますが、首の中央よりやや外側が多くなります。**

皮膚と筋膜は、痛みの表現の仕方はほとんど同じだと思ってください。皮膚や筋膜といった表面の組織が原因の場合、「重ったるい」「ジワーと痛い」などといった表現になることを知っておくとよいでしょう。

筋膜が痛みの原因組織であるケースも非常に多いので、このあと紹介するセルフチェックをぜひ行っていただきたいと思います。

筋膜が原因の場合の痛みの種類と部位

痛みの種類

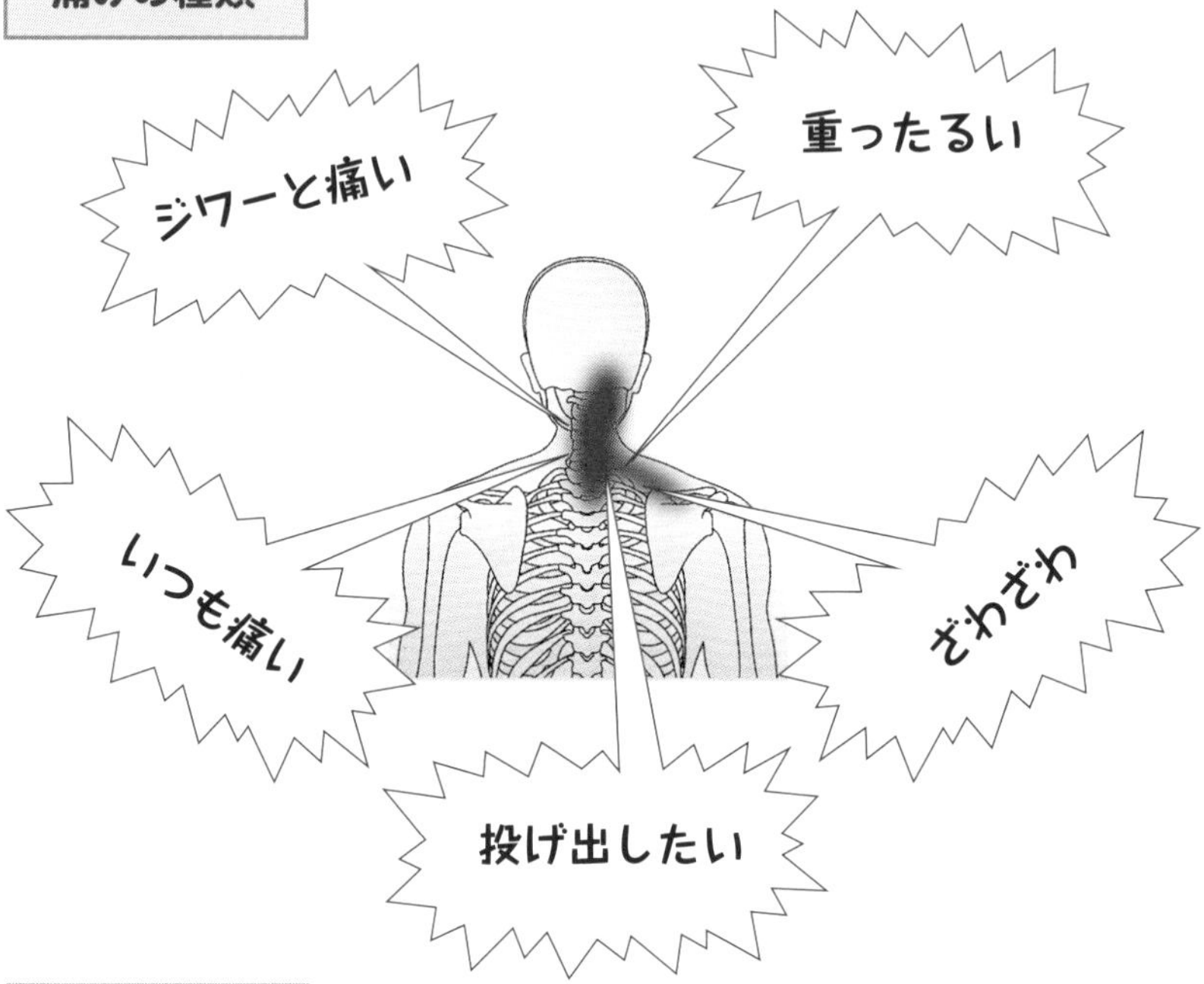

痛みの部位

◉中央より外側

◉範囲が広い

◉奥のほう

◉どことは言えない

セルフチェックの手順

痛みを誘発する

皮膚のときと同様に、最初にやるのは、痛みを誘発する、つまり自分で痛みを出すことです（やり方は、Chapter2の40～42ページをお読みください）。

「首を縮めると痛い」
「首を伸ばすと痛い」
「首をねじると痛い」
「首を左右にまわしたときに痛い」
など、いろいろ試してみて、「こうすると、普段感じている痛みが出るな」というところを探してください。

ポイントは、

「どの肢位で痛みが誘発されるのか」

「その痛みは普段の痛みと似ているか」

をしっかり把握することです。

脂肪層の浮きあげで痛みが変化するかを確認する

痛みを自分で出すことができたら、次は「脂肪層の浮きあげ」（自分でやる方法は次の項で説明します）を行って変化を確認します。

実際、これを行って明らかに痛みが軽減したら、そこに原因がありそうだなということがわかります。

筋膜による首の痛みのセルフチェック方法

脂肪層を浮きあげる

筋膜のセルフチェック方法、とくに「脂肪層の浮きあげ」について、くわしく説明していきましょう。

痛みを誘発し、「こうすると、普段と同じ痛みが出る」ということを確認したら、次に行うのが、「脂肪層の浮きあげ」です。

筋肉と脂肪層のあいだに、筋膜があります。その脂肪層を浮きあげるというう感じです。

筋肉の上の脂肪層をもぎ取るイメージでやるといいと思います。**痛いところほど、脂肪層がくっついている**のです。

といっても、指先を曲げて、脂肪層をつまむようなやり方はだめです。やり方としては、**指の第1関節は曲げずに、指の先端ではなく、指の腹の部分で行います。**

そこを使って、筋肉の上の脂肪層をもぎ取る感じで行いましょう。

ここでも、園芸用の手袋をつけることをおすすめします。手袋があれば、確実に効果的に行えます。脂肪層をもぎ取るときにも、最小の力でうまくもぎ取ることができるのです。

皮膚のセルフチェック同様、家族やほかの人にやってもらうともっとも効果がありますが、自分でも十分にできますので、セルフチェックしてみてください。

これを行ったあとに、先ほど痛みを誘発した動作をやっても、痛みがなくなる、あるいは明らかに痛みが軽減するようなら、筋膜が痛みの原因組織だったのです。

［セルフチェック❷筋膜］

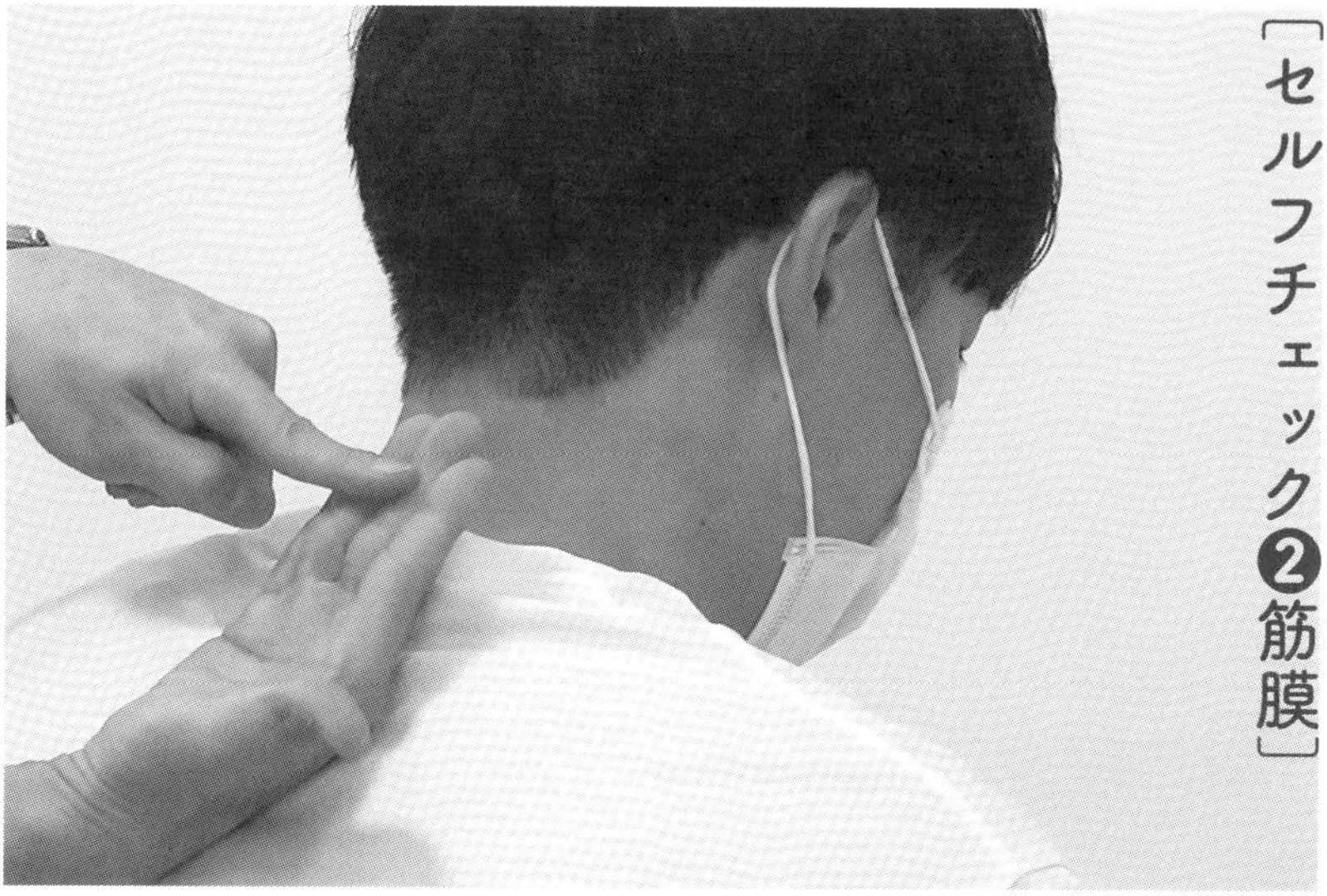

指先でつまむ感じにならないよう、指の第1関節は曲げないのがポイント

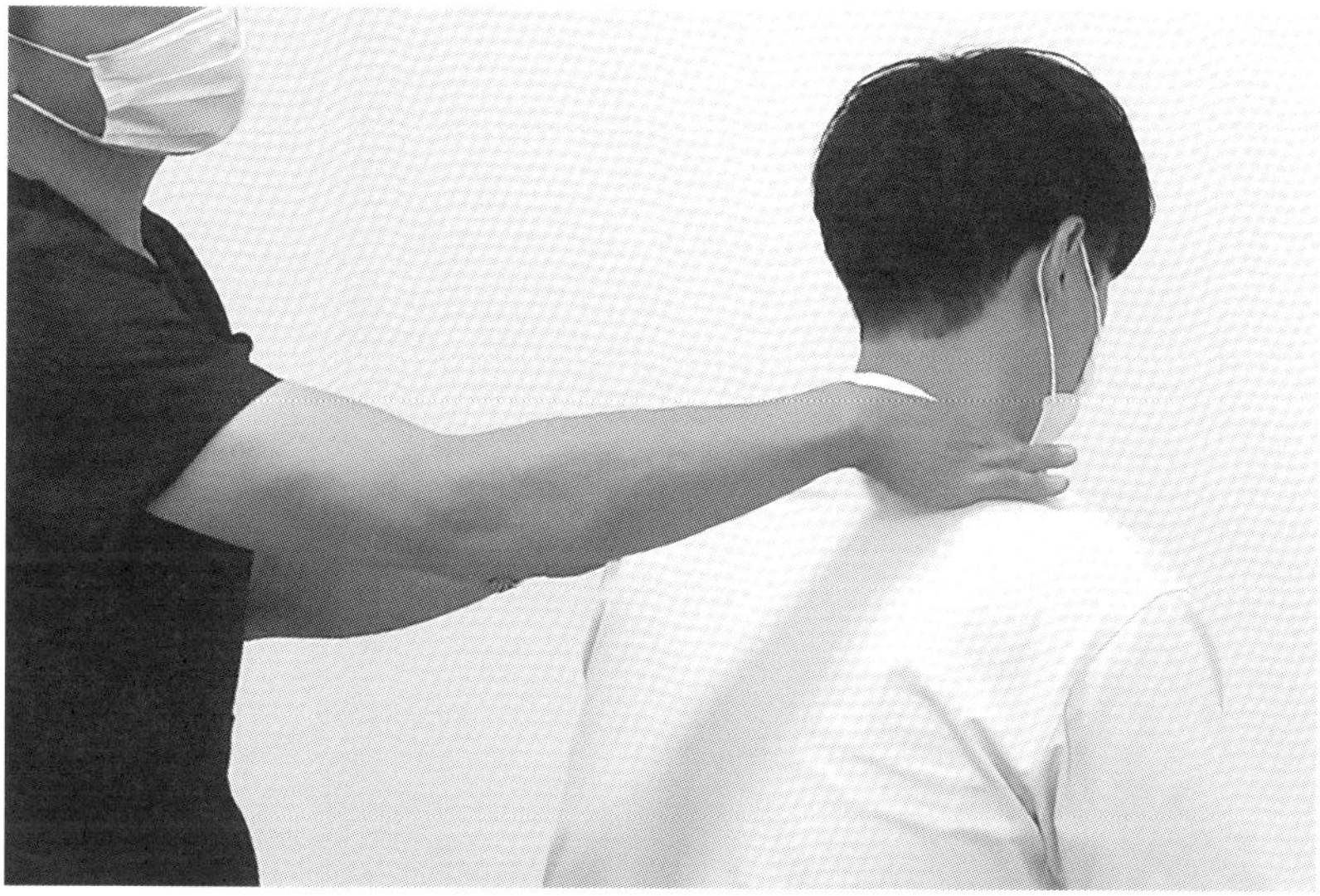

指の先端ではなく、指の腹の部分で行う

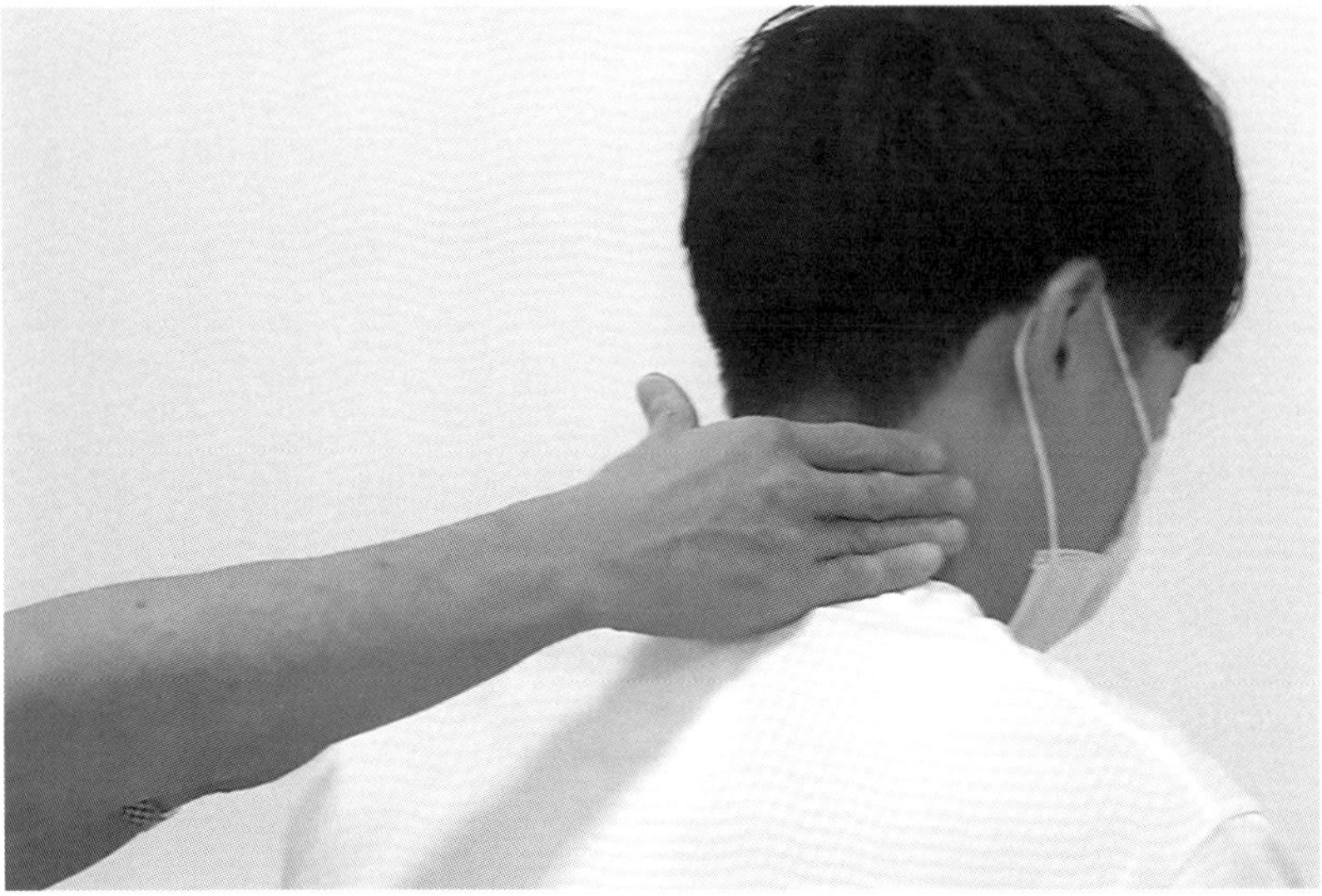

ポイントは、筋肉の上の脂肪層をもぎ取る感じ

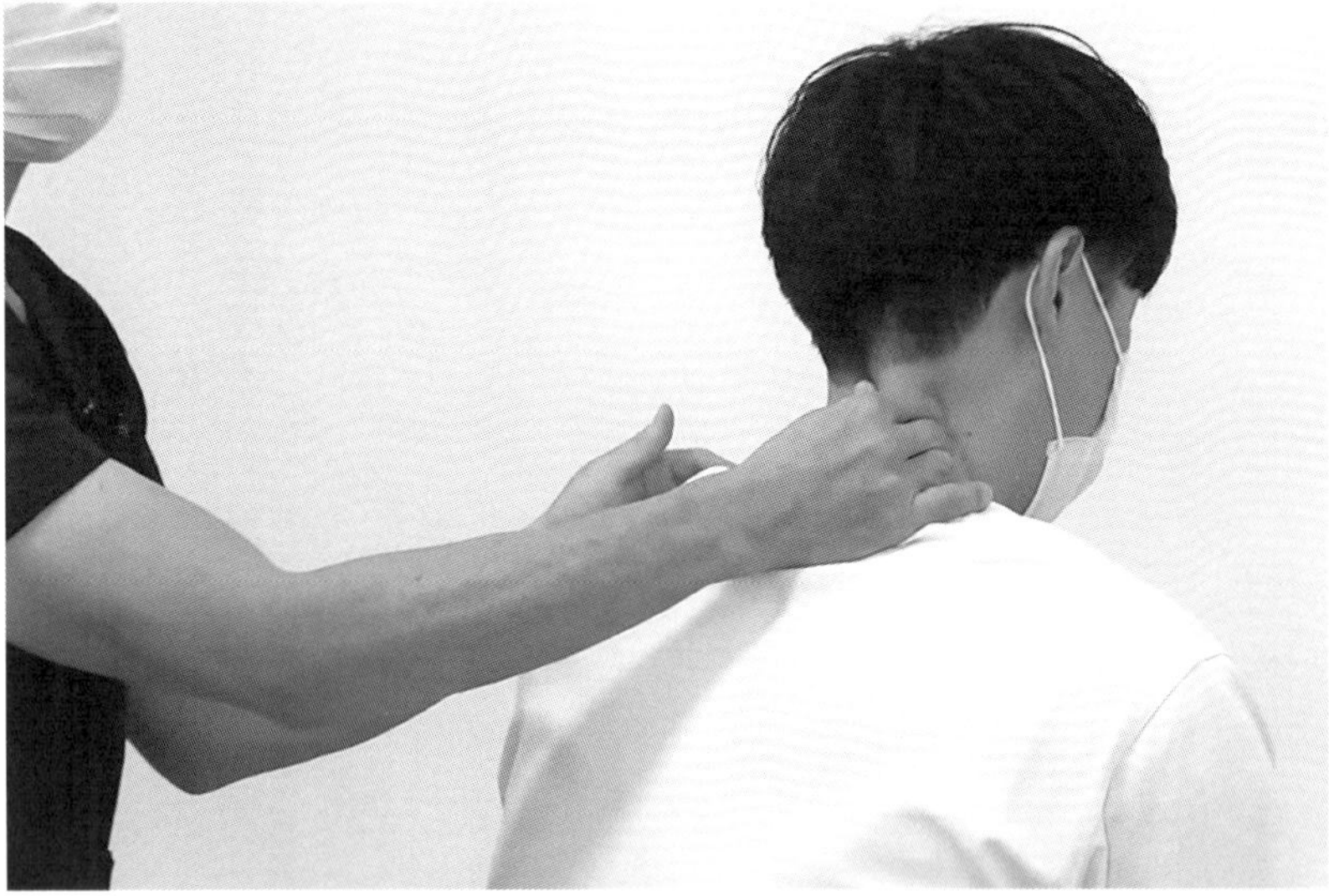

まず、脂肪層を浮きあげる

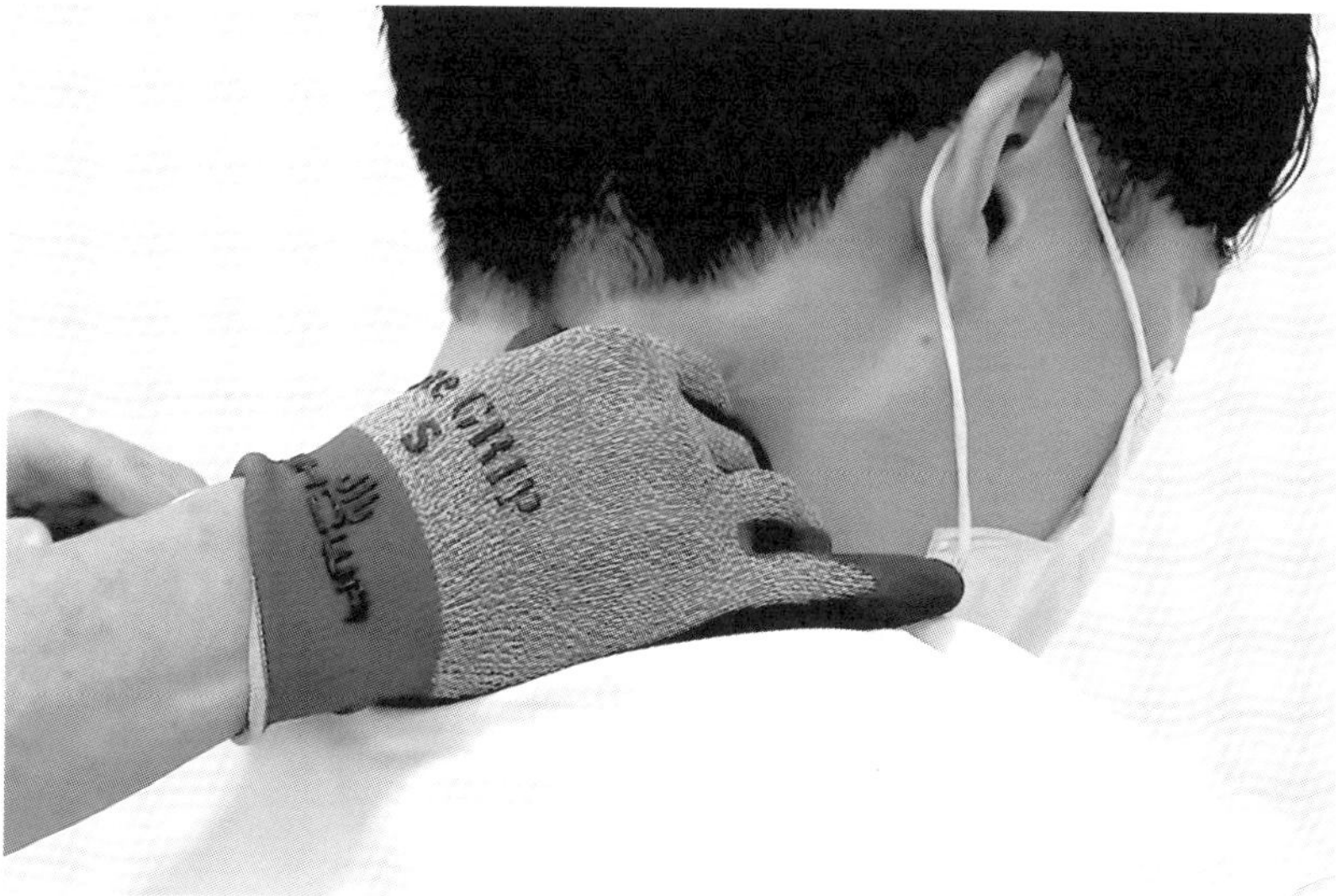

園芸用の手袋をつけると、最小の力でうまくもぎ取れる

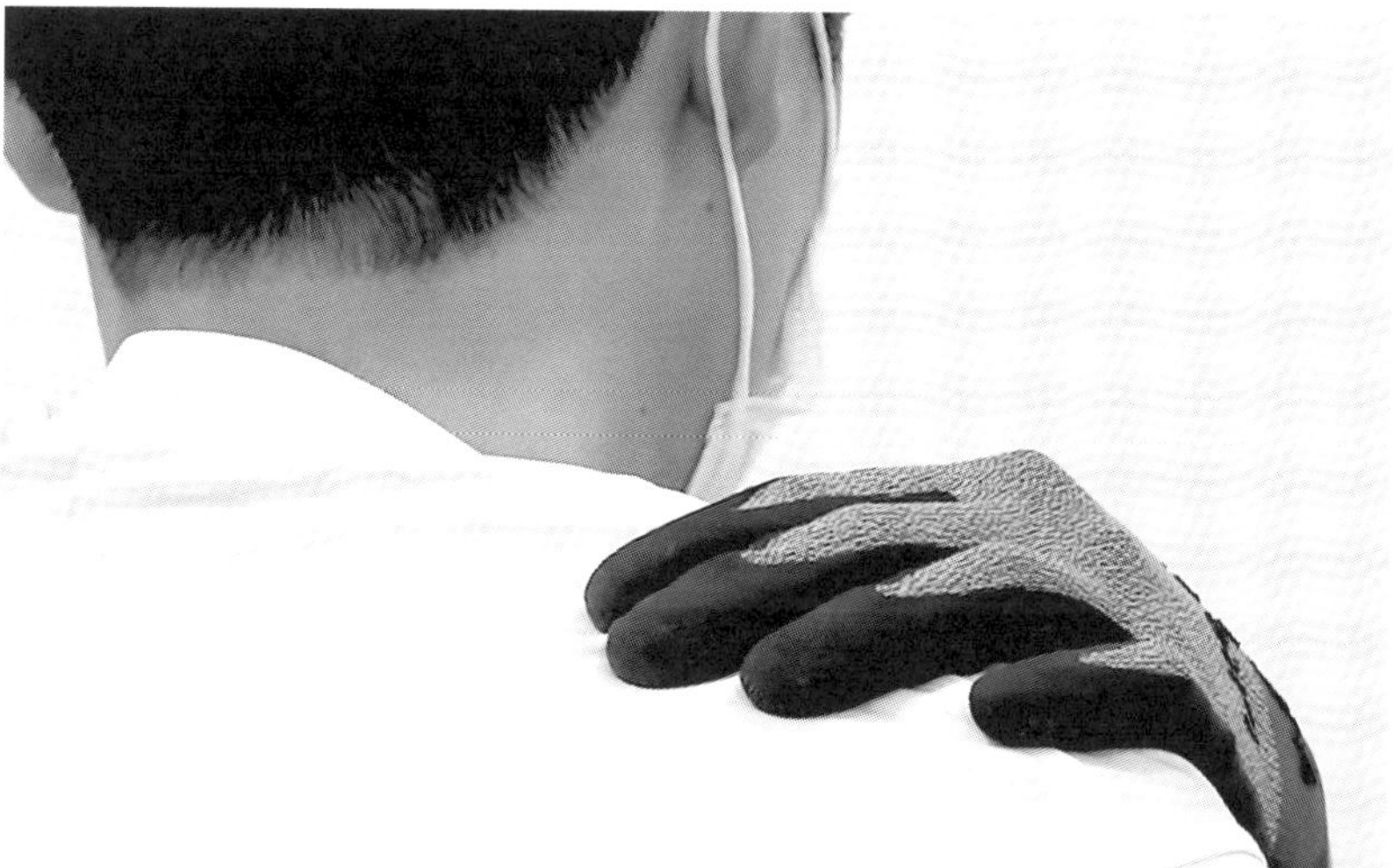

服の上からでも、滑らず効果的に行える

この操作はしっかり覚えてもらいたいので、QRコードで動画を見られるようにしました。スマートフォンなどを使って、ぜひご覧ください。

どうでしょうか。それほどむずかしくないと思います。

指の先端を曲げるのではなく、指を伸ばしたまま行うことが大事です。

うまくできない人は、紙をグーッと横から押しあげるイメージでやってみるといいでしょう。

こうすると、紙が浮きますね。そんなイメージで、横からつまみあげるようにするとうまくできると思います。

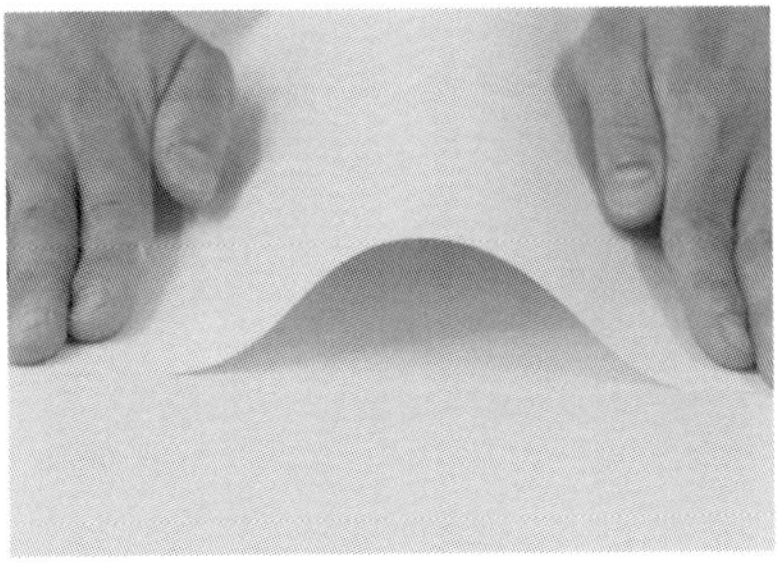

紙をグーッと横から押しあげるイメージで

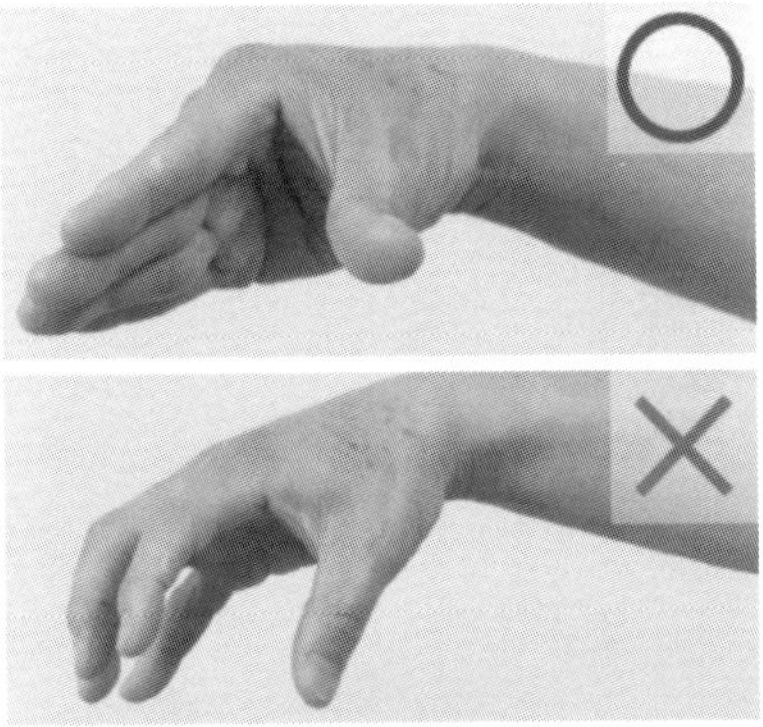

正しい指の使い方を覚える

Chapter 4

首の痛みのセルフチェック―筋

痛みの場所をはっきり言えるときは、筋肉が原因かも

痛みの箇所がはっきりしている

首の痛みの原因組織の3つ目が、「筋（筋肉）」です。筋肉自体に痛みがある場合もあるのです。これをセルフチェックする場合、どうすればいいのかについて説明しましょう。

筋肉が痛みの原因組織の場合、痛みが出るのは首の中央ではなくて、やや外側になります。背骨の真ん中の骨の、やや外側の痛みを訴える患者さんが多いのです。

皮膚や筋膜が原因の場合と比べると、痛みの範囲は狭いのが特徴です。そして、**患者さんは、「このへんが痛いです」と、はっきり言います。**

筋が原因の場合の痛みの種類と部位

痛みの種類

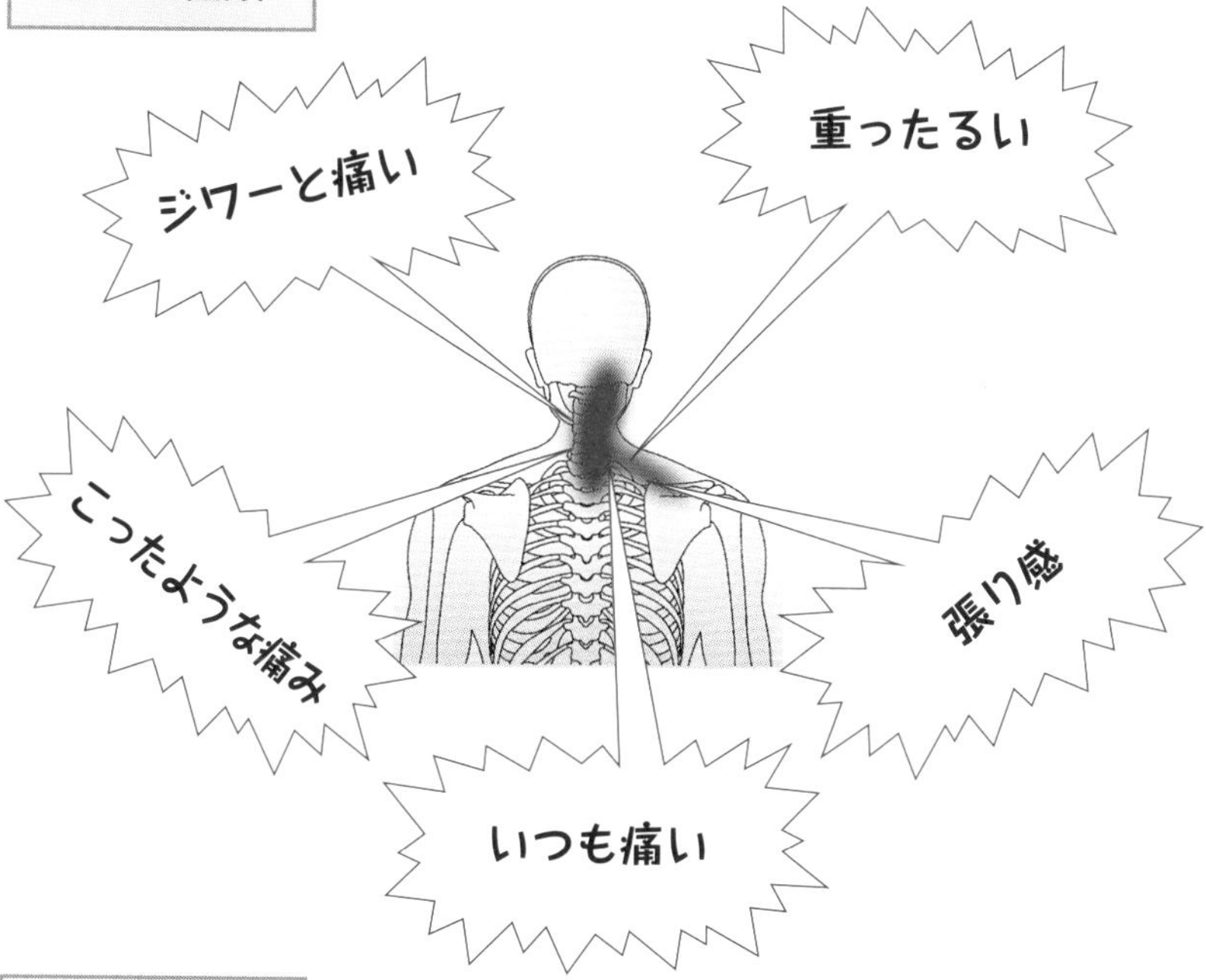

痛みの部位

◉中央より外側

◉局所ではないが、皮膚や筋膜より比較的狭い

◉「どことは言えない」とは言わない

痛みを起こしやすいのはどの筋肉？

おもに3つのパートに分かれる

痛みを起こしやすい筋肉は、おもに3つのパートに分けることができます。これを簡単に説明しましょう。

①後頭下筋群

後頭下筋群《こうとうかきんぐん》とは、後頭部の髪の毛の生え際あたりにある筋肉です。頭をさわると、後頭部に骨の出っ張りがありますが、そこよりももうちょっと下のほうになります。

首でいうと、だいぶ上のほうです。このあたりに細かい筋肉があって、

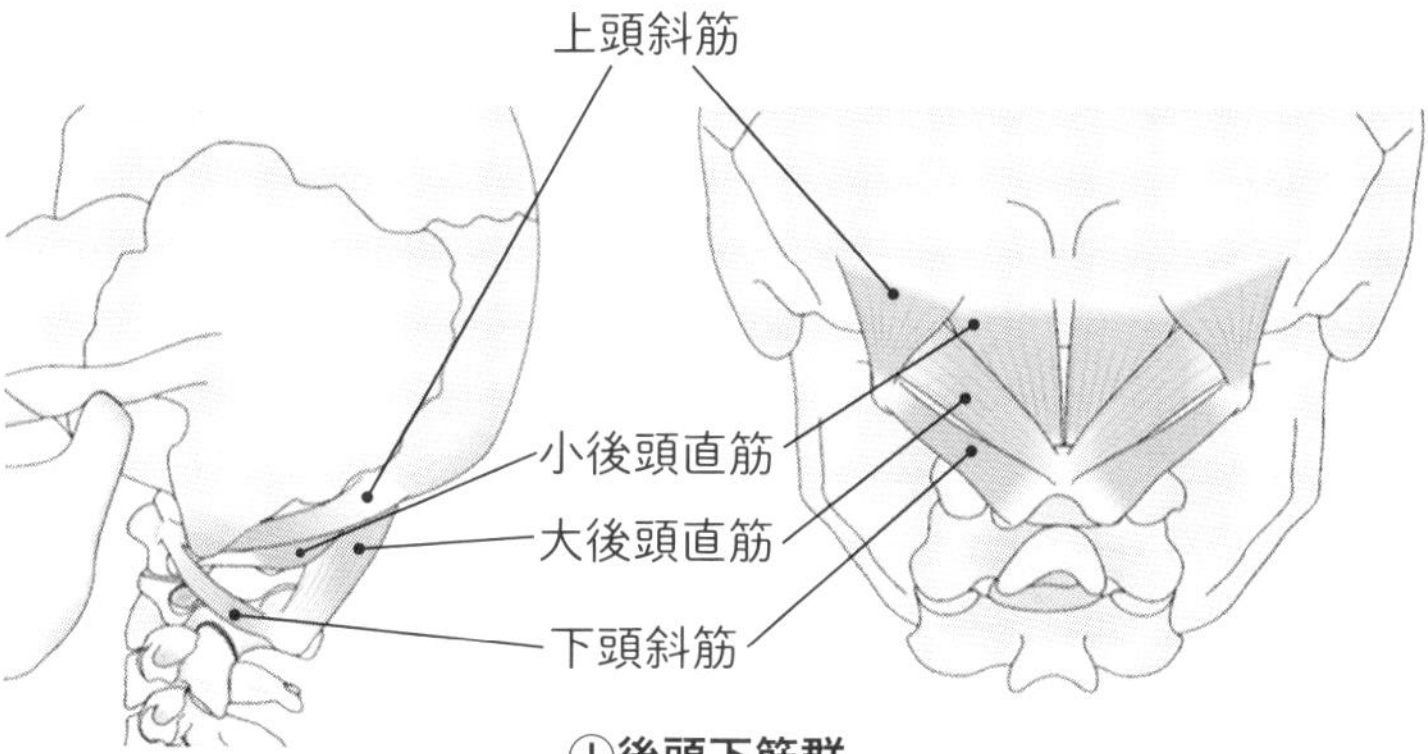

①後頭下筋群

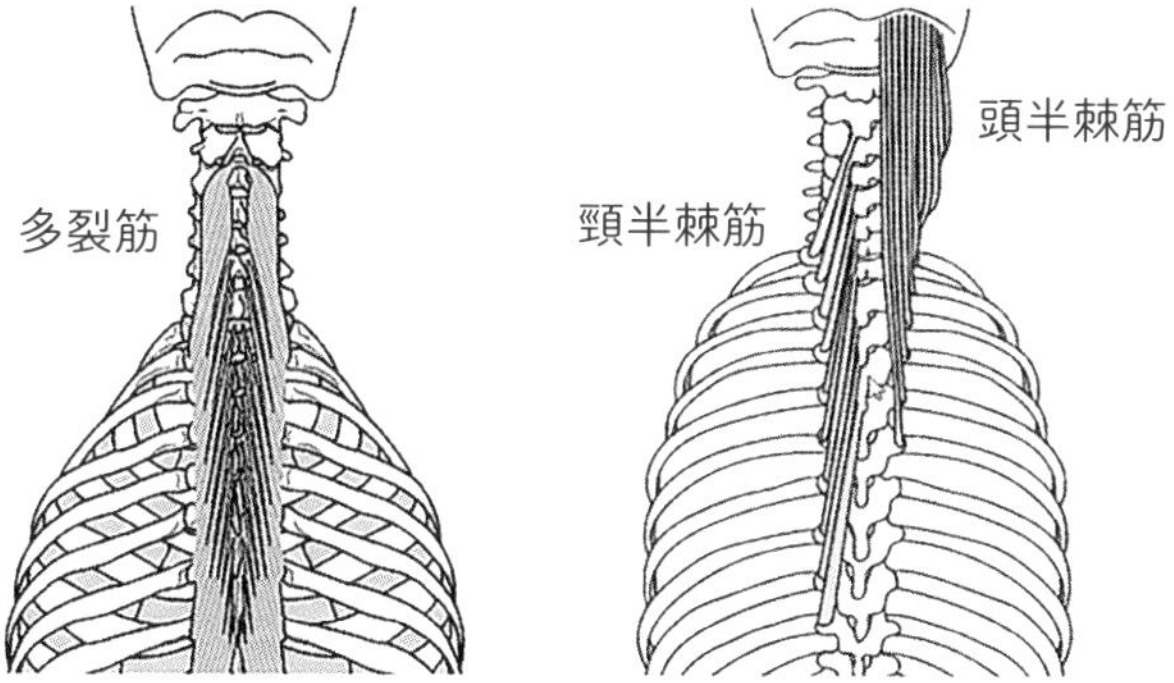

②多裂筋と半棘筋

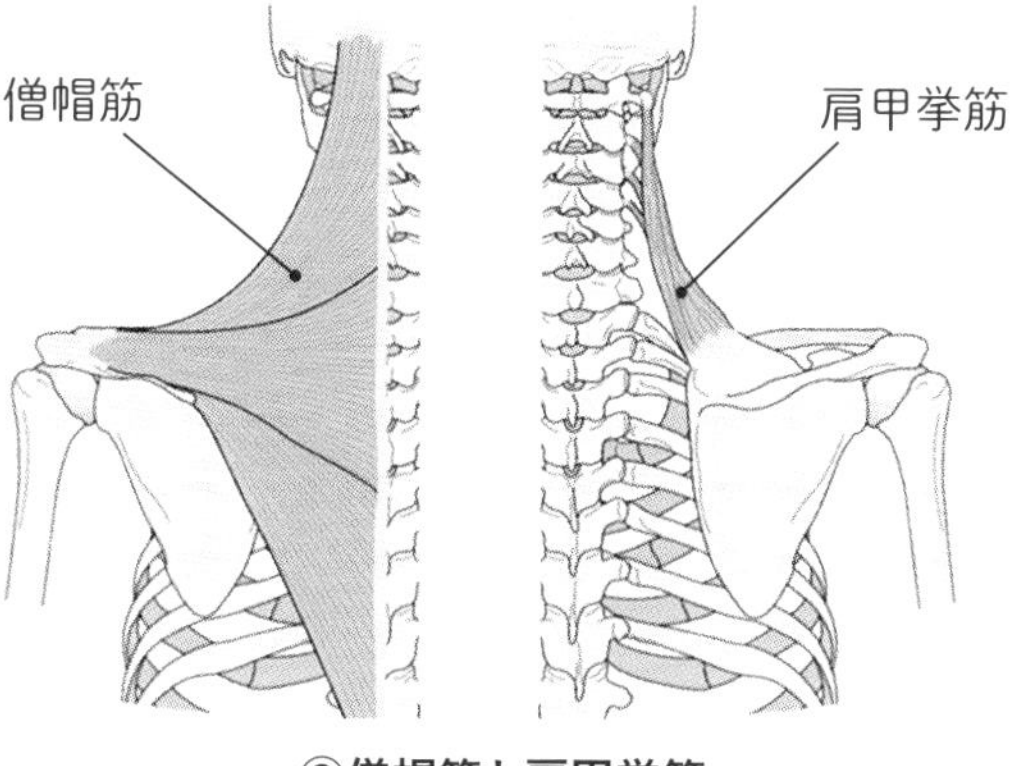

③僧帽筋と肩甲挙筋

ここの痛みが1つ目です。

②多裂筋と半棘筋

背骨の中心に沿ってさわれる骨を棘突起《きょくとっき》といい、その脇に細いかまぼこ状の筋肉があります。これは多裂筋《たれつきん》と半棘筋《はんきょくきん》といって、ここの痛みが2つ目です。

③僧帽筋と肩甲挙筋

3つ目は、いわゆる肩こりの筋肉といわれている僧帽筋と肩甲挙筋《けんこうきょきん》です。ここが痛いという人もいます。

セルフチェックの手順

痛みを誘発する

セルフチェックの手順は、皮膚と筋膜のときと同様に、まず痛みを出します。

曲げたら痛いのか、上を向いたら痛いのか、ねじったら痛いのか、横にしたら痛いのかなど、いろいろ自分で試して、「こうすると、普段感じているのと同じように痛い」というところをみつけてください。

ポイントは、くりかえしになりますが、

「どの肢位で痛みが誘発されるのか」

「その痛みは普段の痛みと似ているか」

を確認することが重要です。

筋の収縮と伸張を行って痛みが変化するかを確認する

普段の痛みが出ることがわかったら、首をマッサージするか、収縮と伸張を行って（自分でやる方法は後述します）、痛みが明らかに変化するかどうかを確認しましょう。


たとえば、僧帽筋の収縮と伸張をくりかえして痛みがとれたら、

「僧帽筋が痛みの原因組織なんだな」

とわかるわけです。

首の痛みのセルフチェック方法
後頭下筋群による

後頭下筋群のマッサージを行う

まず、痛みを誘発するところから始めます。曲げたり、ねじったり、上や下を向いたりして、普段の痛みが出ることが確認できたら、後頭下筋群のマッサージを行い、その後に痛みが変化するかどうかをみましょう。

手のひらで後頭部のところをグリグリすると、出っ張った骨（後頭骨）があるのがわかります。

出っ張った骨をずっと下にたどっていくと、髪の毛の生え際あたりに第2頸椎があり、誰でもさわることができます（「第1頸椎はどこ?」と思

［セルフチェック❸筋（後頭下筋群）］

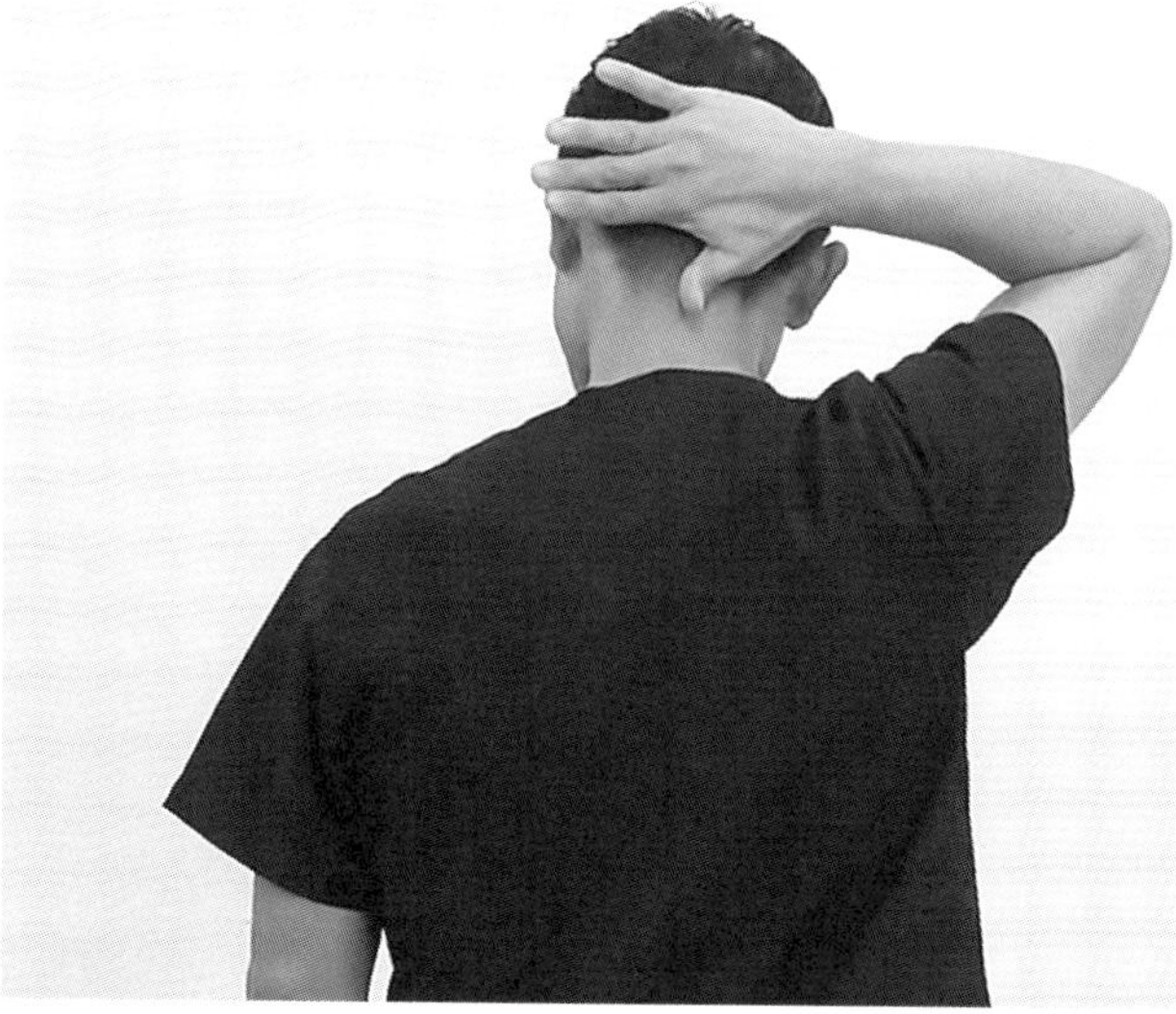

後頭下筋群がどこにあるかを確かめるには、まず手のひらで後頭部をグリグリする

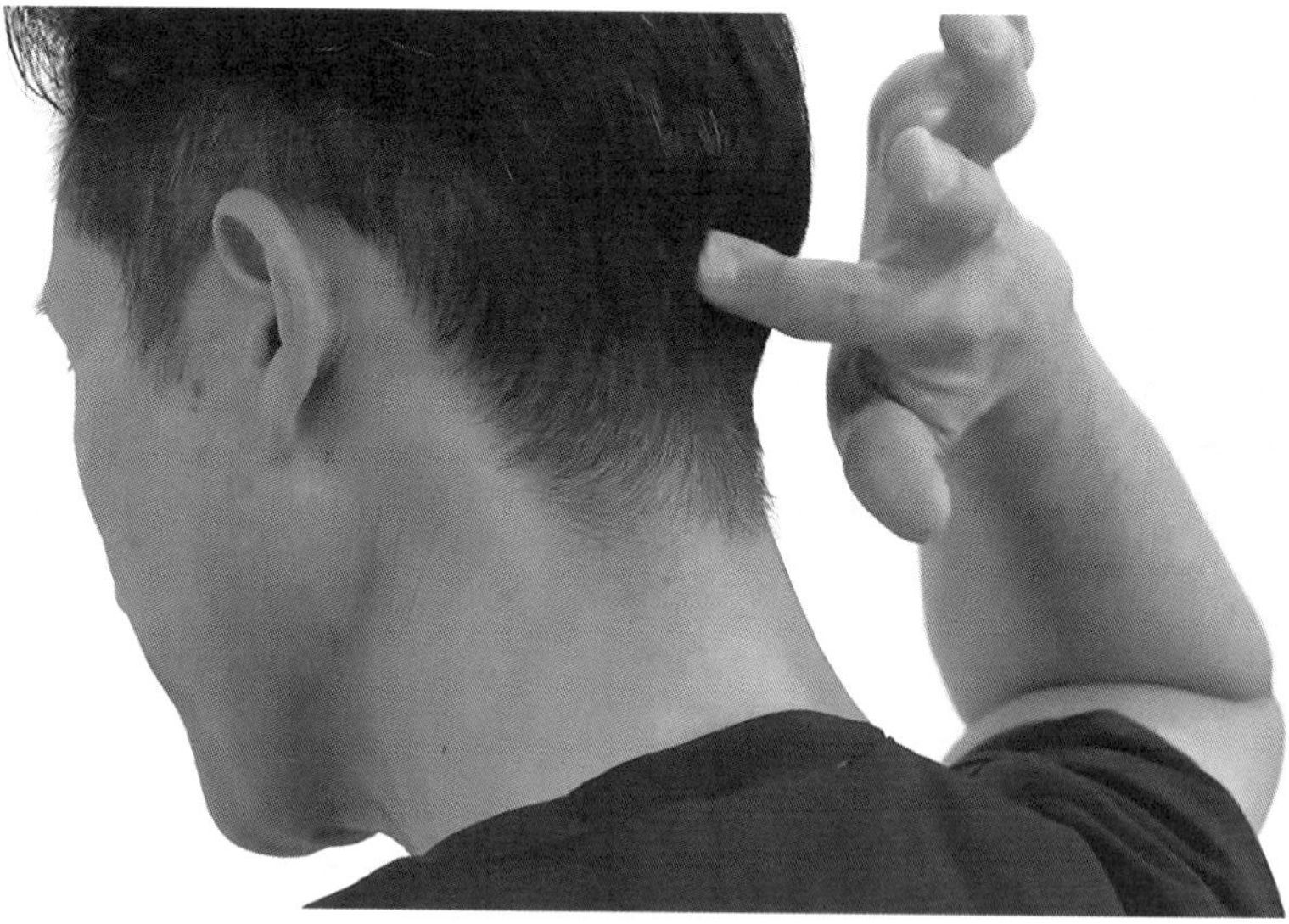

出っ張った骨を探す

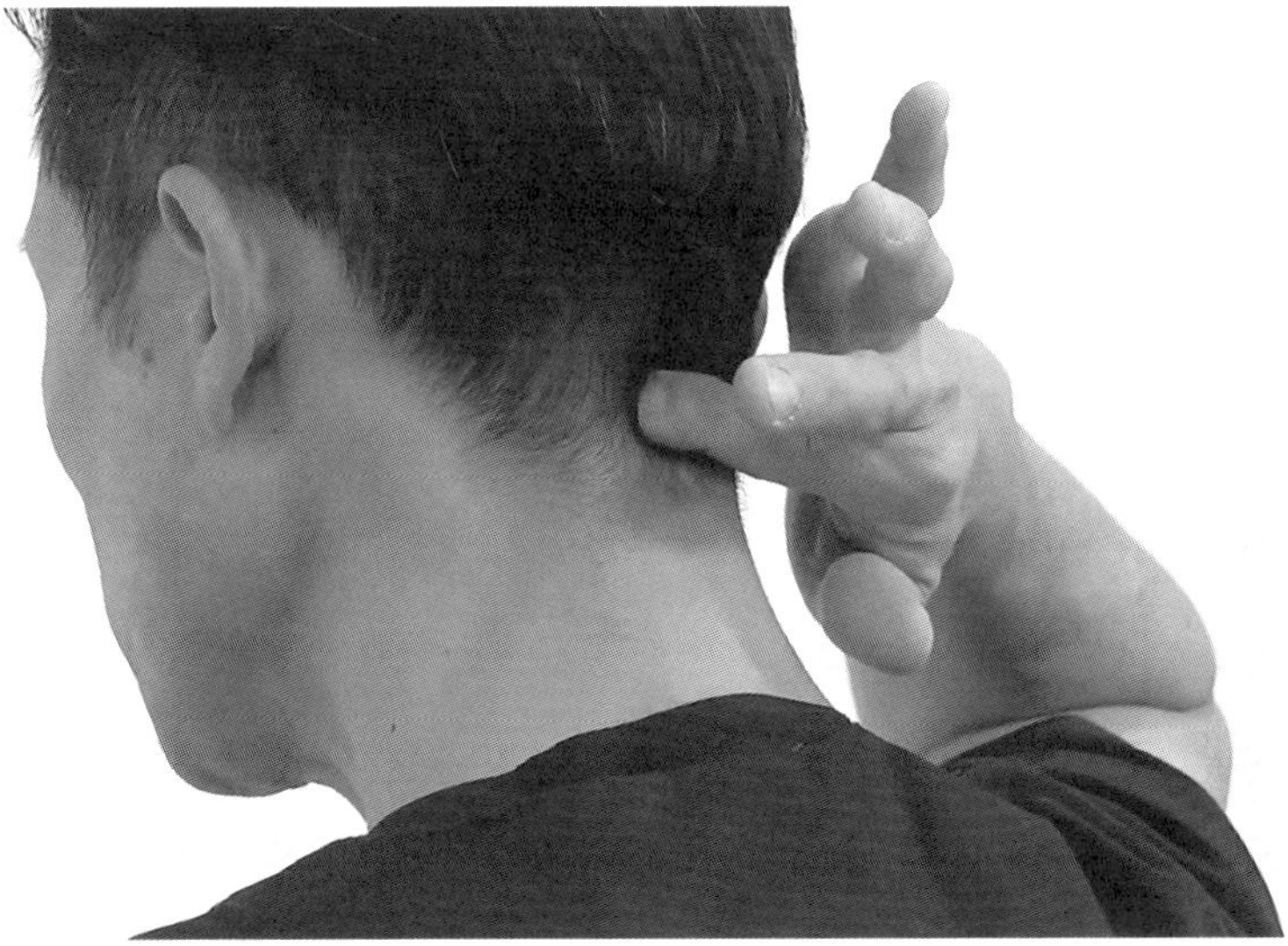

出っ張った骨を下にたどっていくと第２頸椎がある

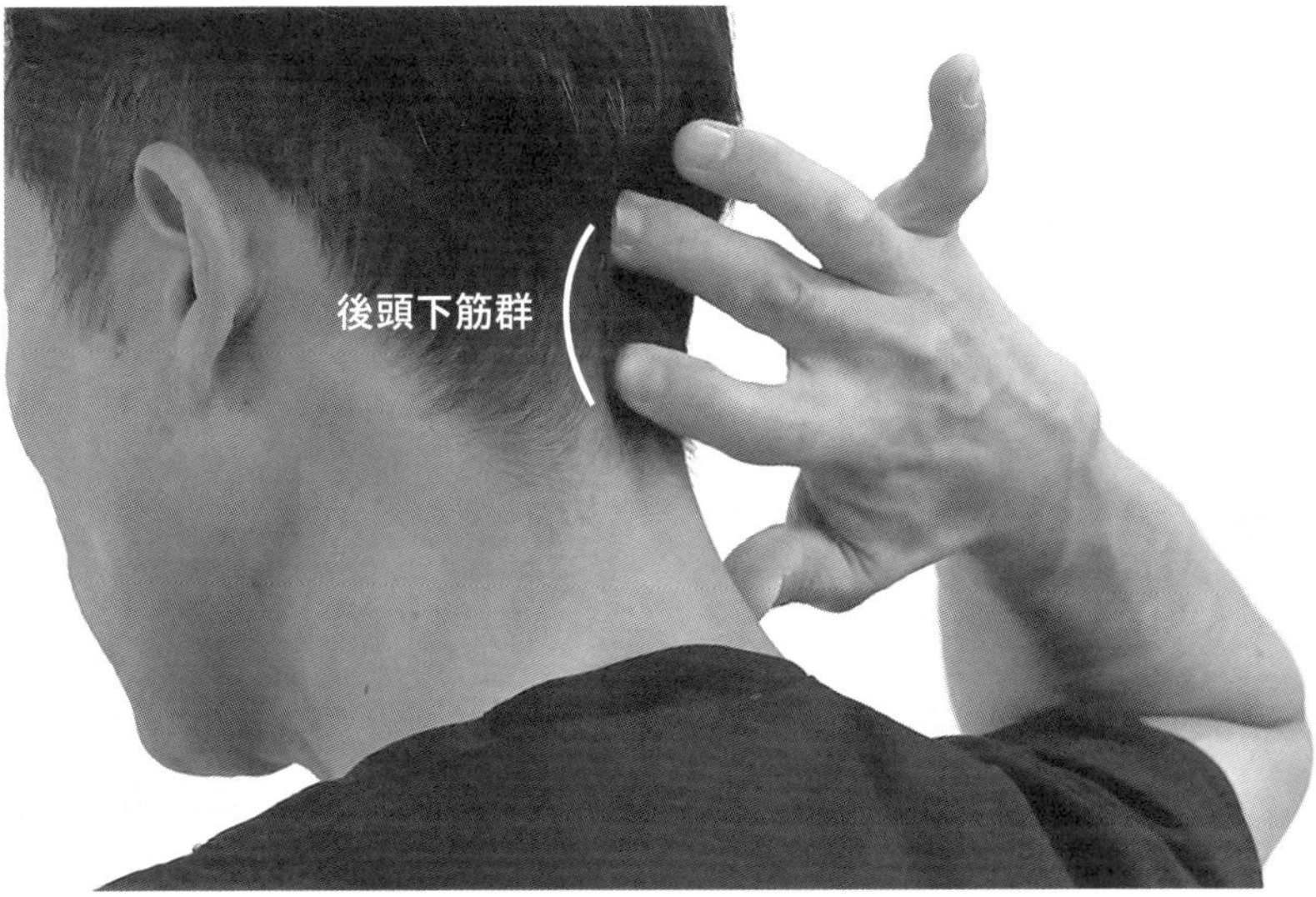

後頭骨と第２頸椎のあいだにあるのが後頭下筋群

【首の右側が痛い場合】

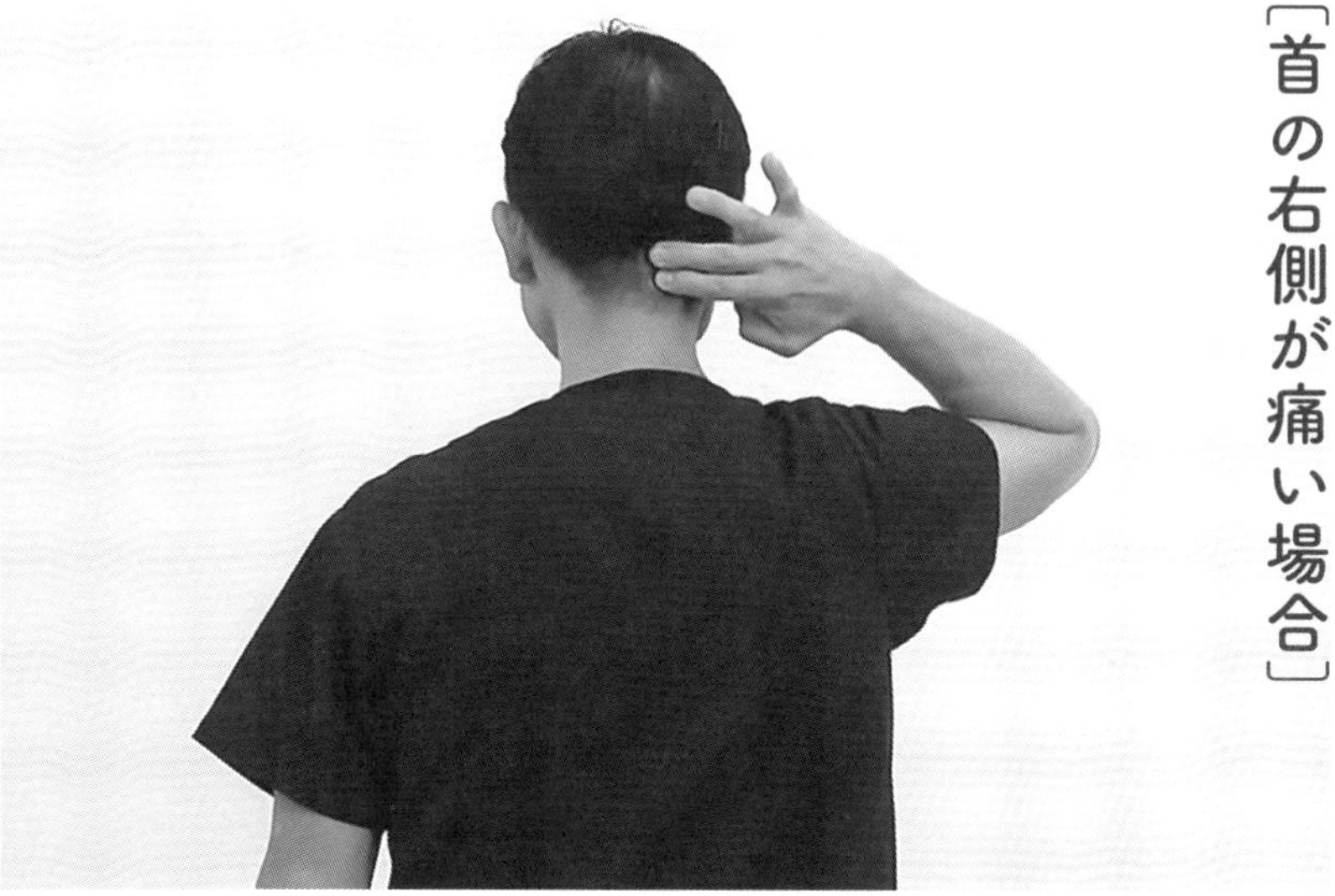

右側の後頭下筋群をゴリゴリとほぐす

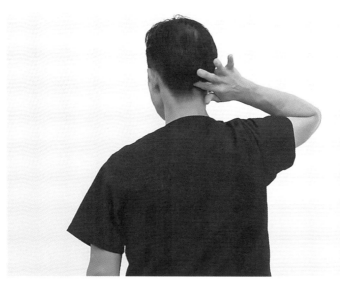

ゴリゴリ、ゴリゴリやっていると、「ああ、これこれ！」とわかってくる

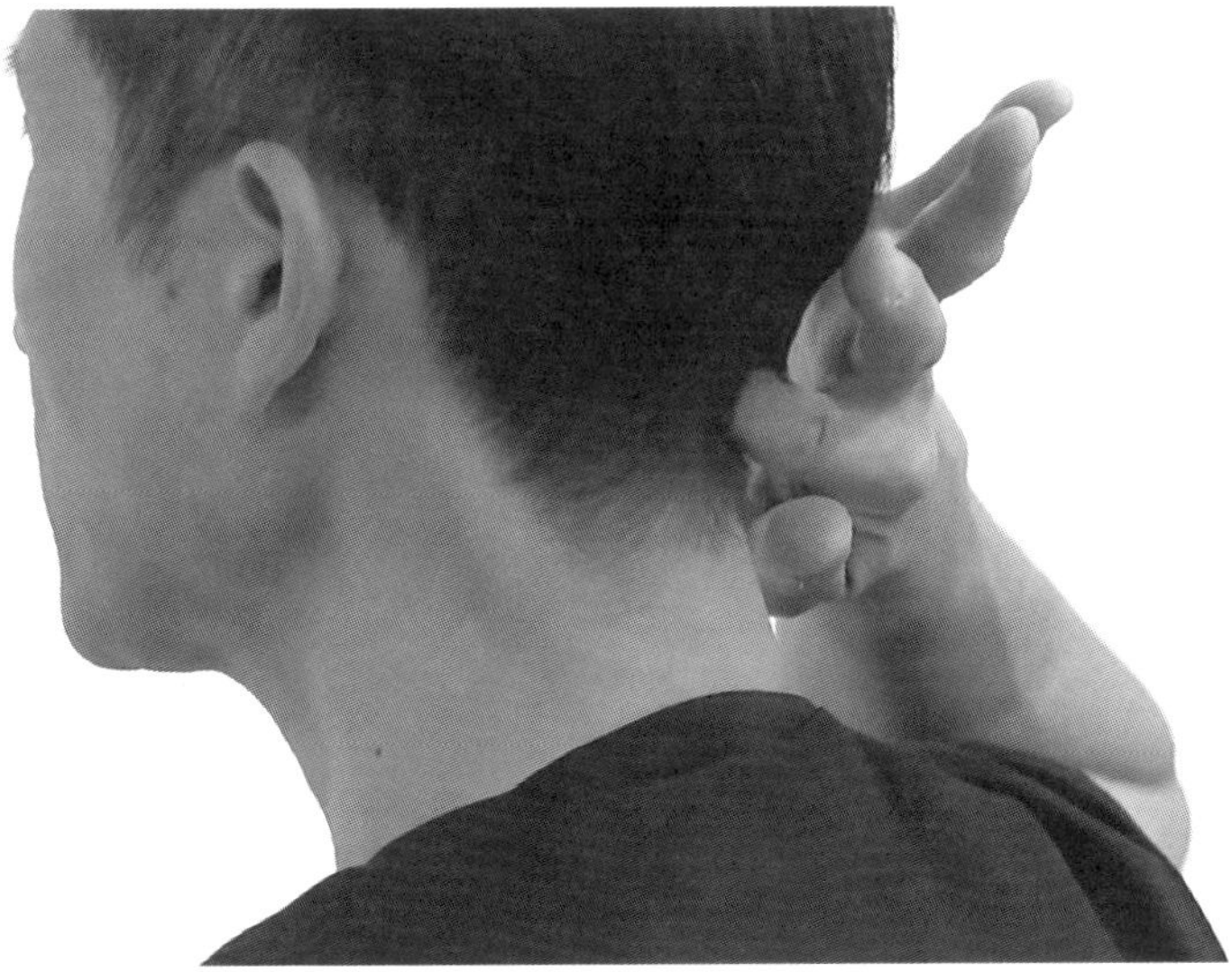

30秒〜1分間くらいほぐす
左右両方が痛い場合は、左側もゴリゴリとほぐす

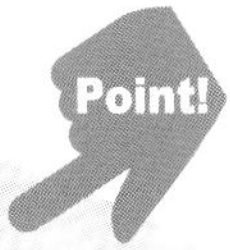

マッサージをしたあと、たとえば、伸ばしたり縮めたりしたときに出ていたもともとの痛みが改善すれば、後頭下筋群が痛みの原因組織だったことがわかります。

この操作はしっかり覚えてもらいたいので、QRコードで動画を見られるようにしました。スマートフォンなどを使って、ぜひご覧ください。


われるかもしれませんが、これには直接さわることはできません）。

後頭下筋群は、後頭骨と、この第2頸椎のあいだにあります。

ポイントは、第2頸椎がさわれることです。

第2頸椎の上から後頭骨を結んだ、手のひらで隠れるくらいの筋肉だとわかれば、自分でもほぐすことができます。

たとえば、首の右側が痛かった場合、右側の後頭下筋群を指でゴリゴリとほぐしてみてください。ゴリゴリやっていると、「ああ、これこれ！」というのがわかってきます。

ゴリゴリと、30秒～1分間くらいほぐしてください。

首の片側だけが痛ければ、片側だけで大丈夫ですし、左右両側が痛かったら両方やってください。

マッサージをしたあと、たとえば、伸ばしたり縮めたりしたときに出ていたもともとの痛みが改善すれば、この後頭下筋群が痛みの原因組織だったことがわかります。

多裂筋と半棘筋による首の痛みのセルフチェック方法

痛みが変化するかどうかをみる

ここでも、まず、痛みを誘発することから始めます。曲げたり、ねじったり、上や下を向いたりして、普段の痛みが出ることが確認できたら、多裂筋と半棘筋のマッサージを行って、痛みが変化するかどうかをみましょう。

首を曲げると、真ん中に出っ張った骨がありますね。これが、いわゆる頸椎という真ん中の骨になるわけです。

頸椎の脇にあるかまぼこ状の、さわるとコリコリした、かまぼこの半分くらいの太さのかたまりが多裂筋と半棘筋のブロックです。後頭部の後頭

［セルフチェック❸筋（多裂筋・半棘筋）］

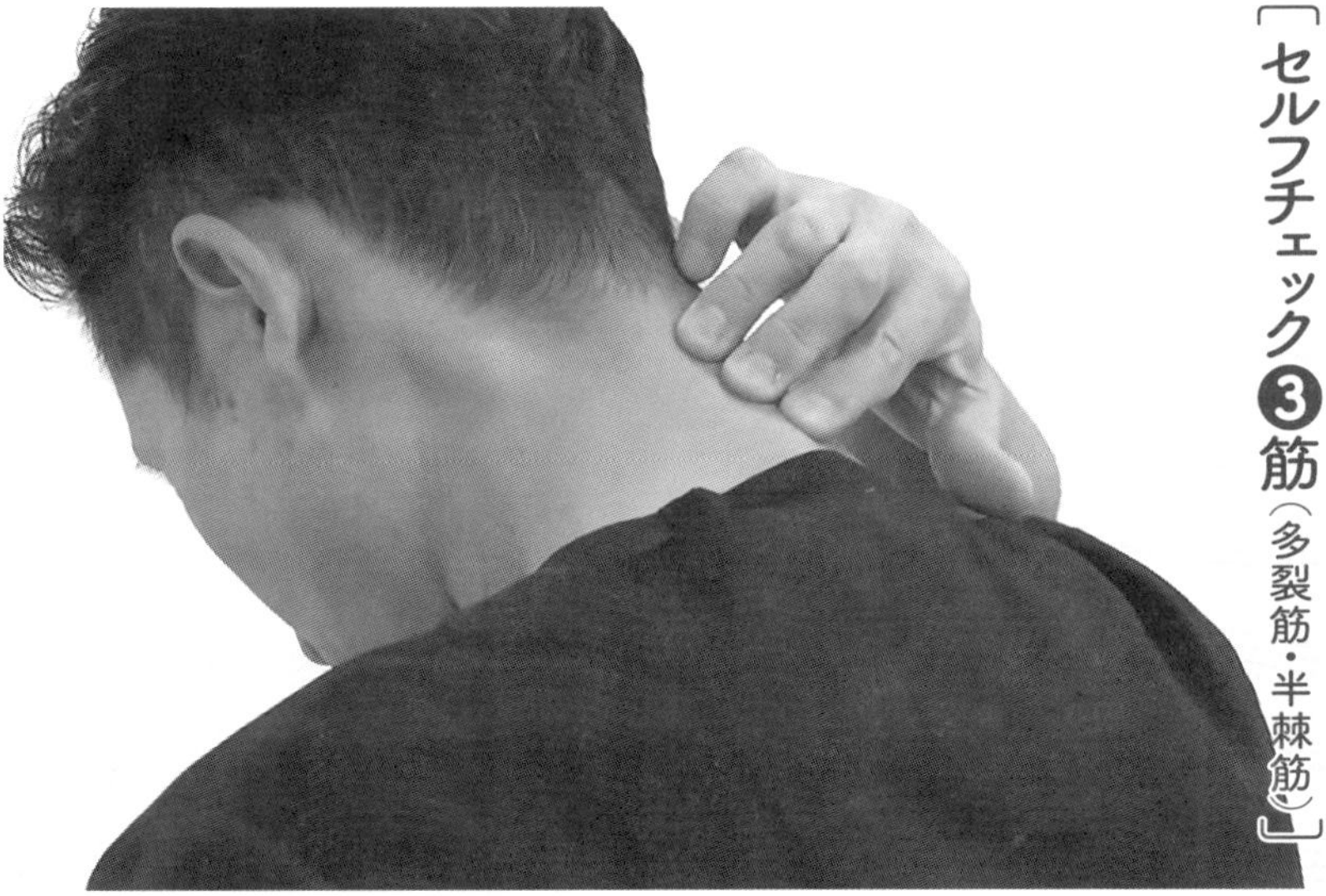

首を曲げると、真ん中に出っ張った骨（頸椎）があるのがわかる

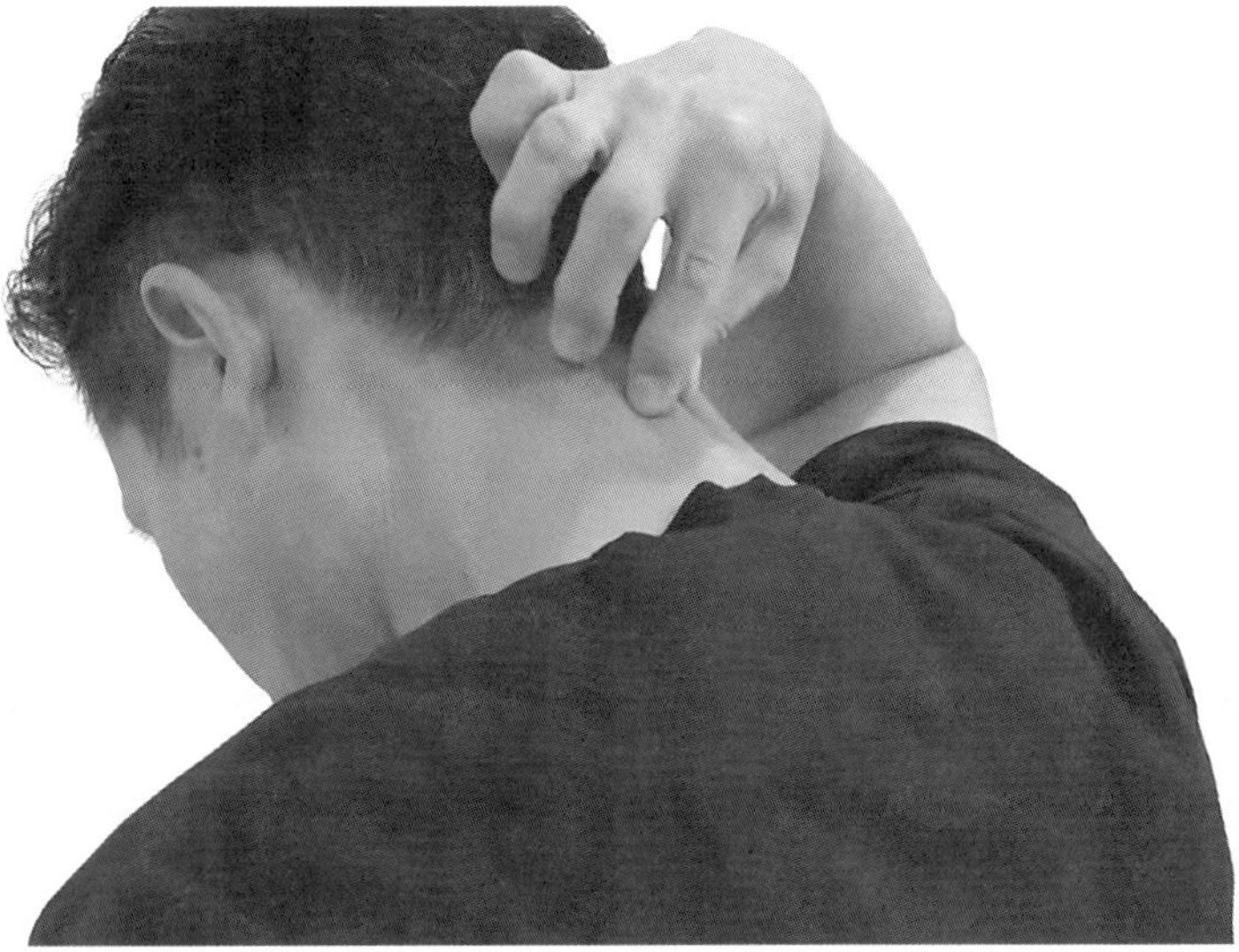

頸椎の脇にある、かまぼこの半分くらいの太さのコリコリしたかたまりが多裂筋と半棘筋

［その1］

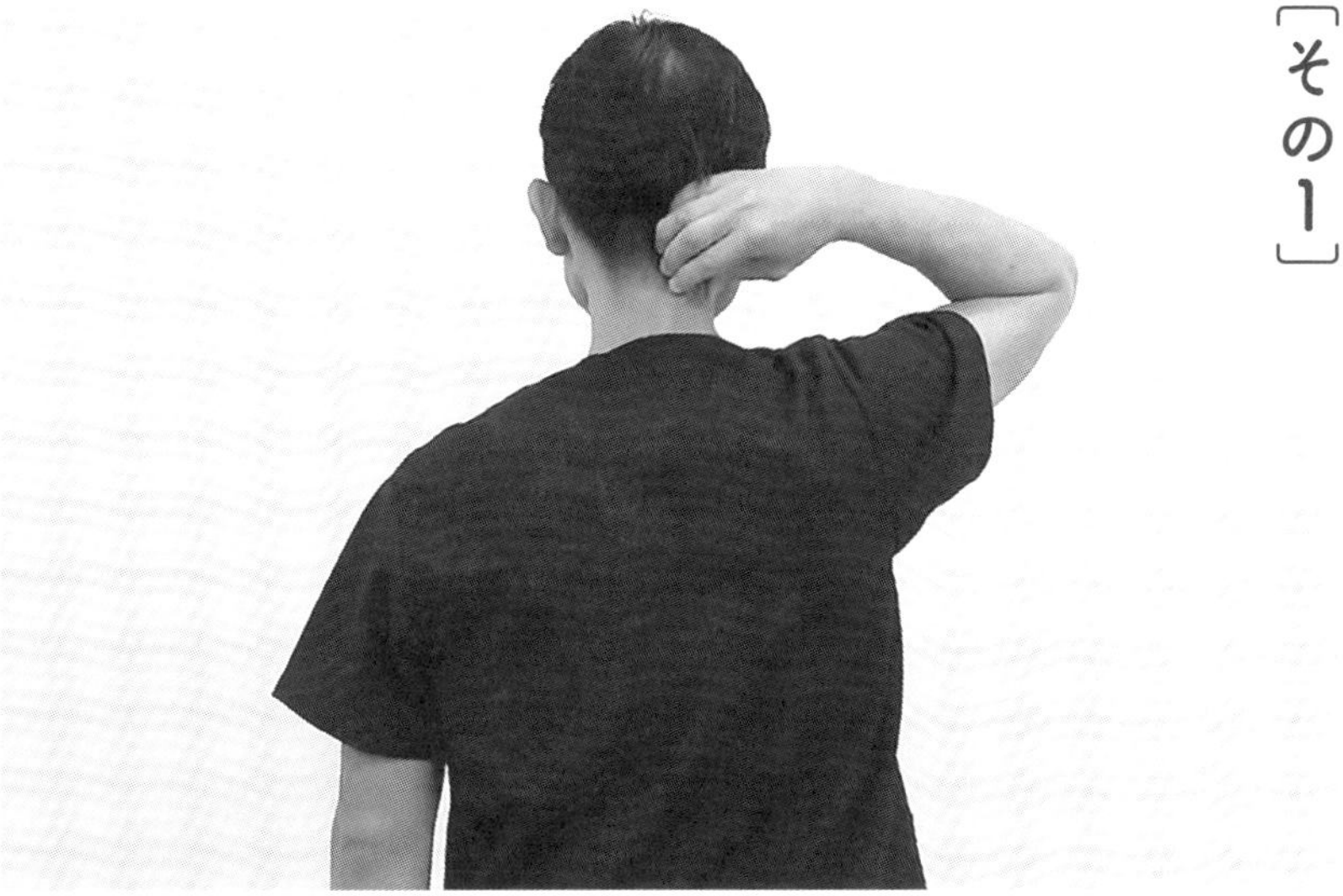

筋のかたまりの痛いところを指でグッとつかむ

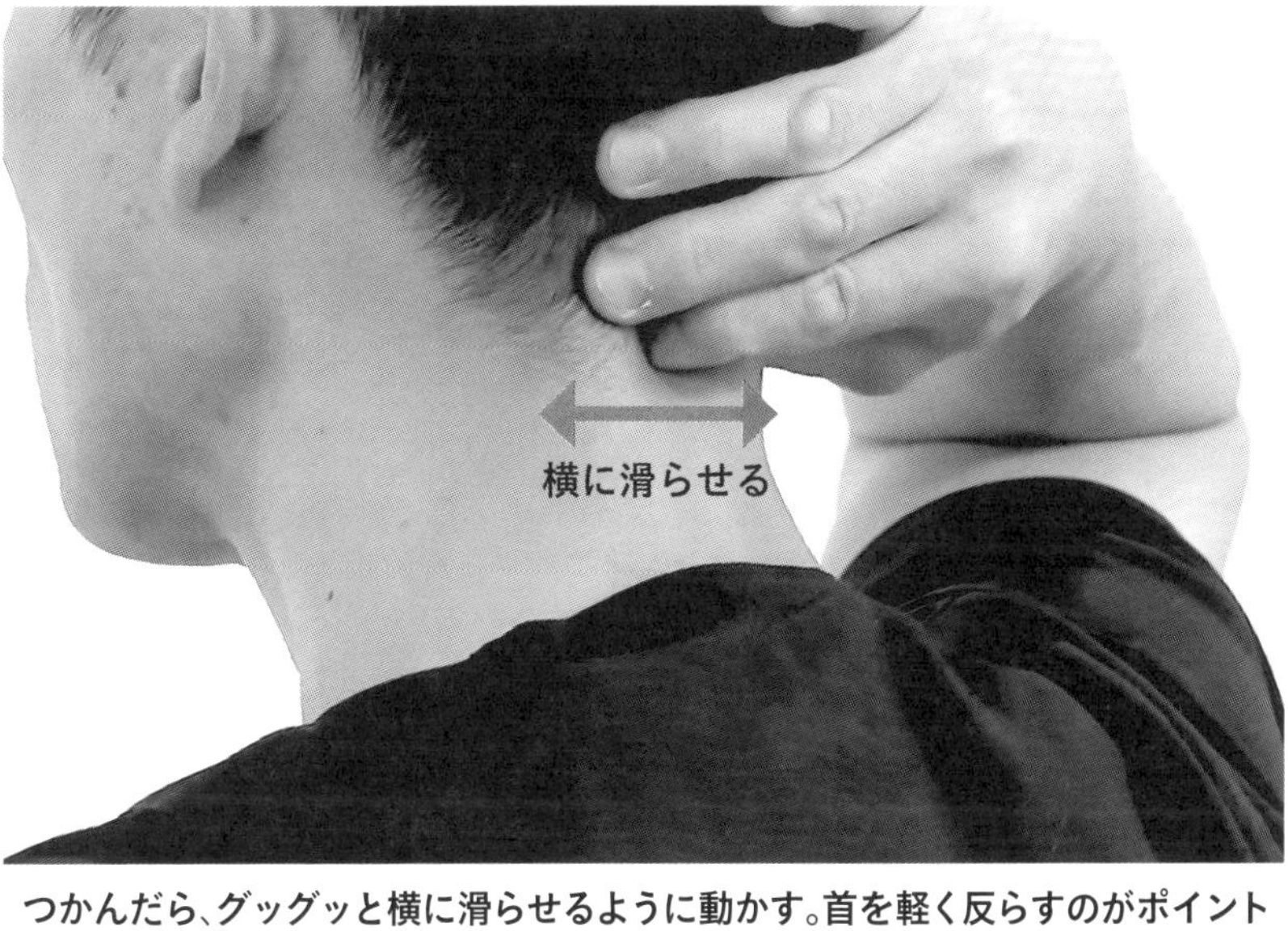

つかんだら、グッグッと横に滑らせるように動かす。首を軽く反らすのがポイント

［その2］

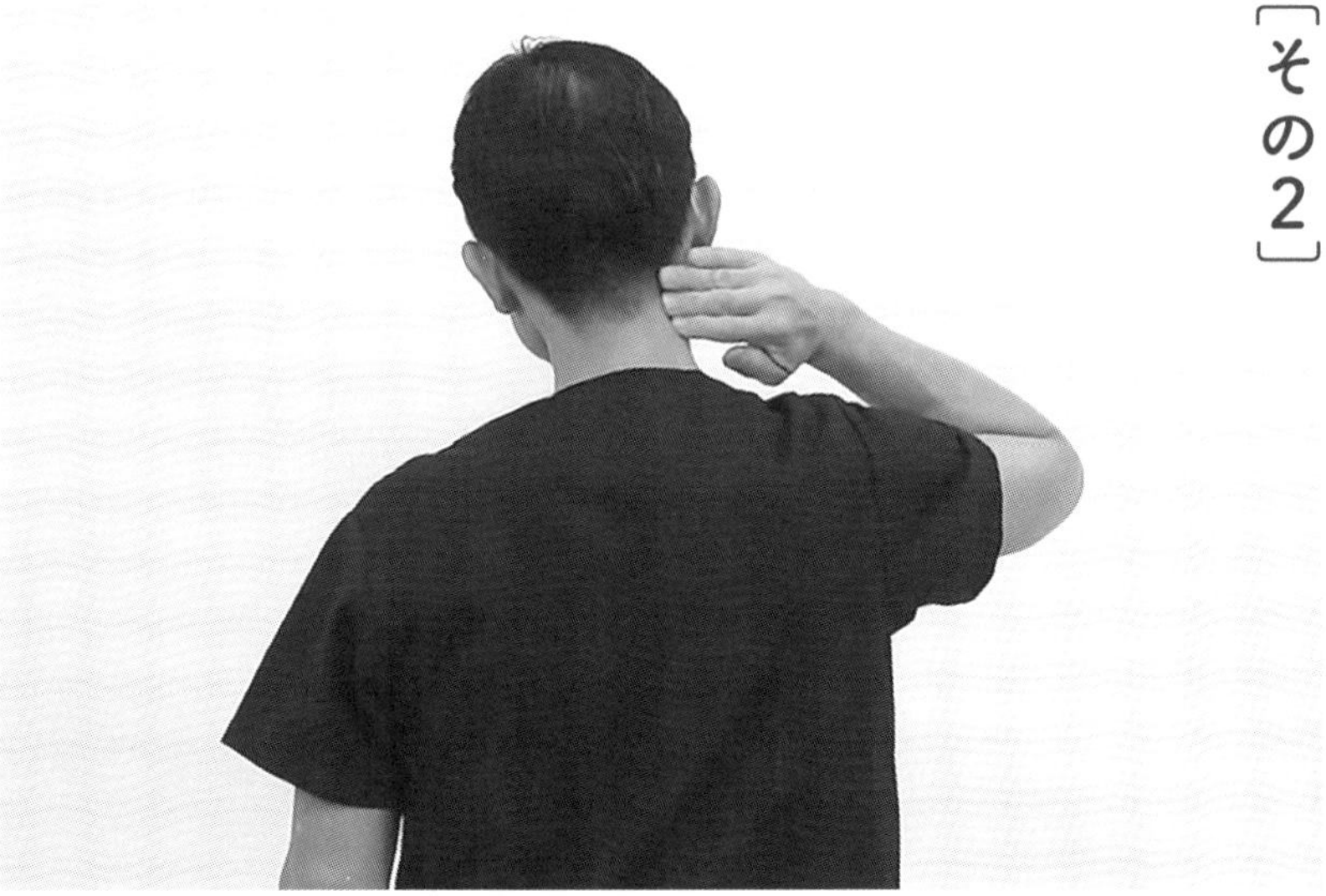

かまぼこ状の筋肉の横に手を当てる

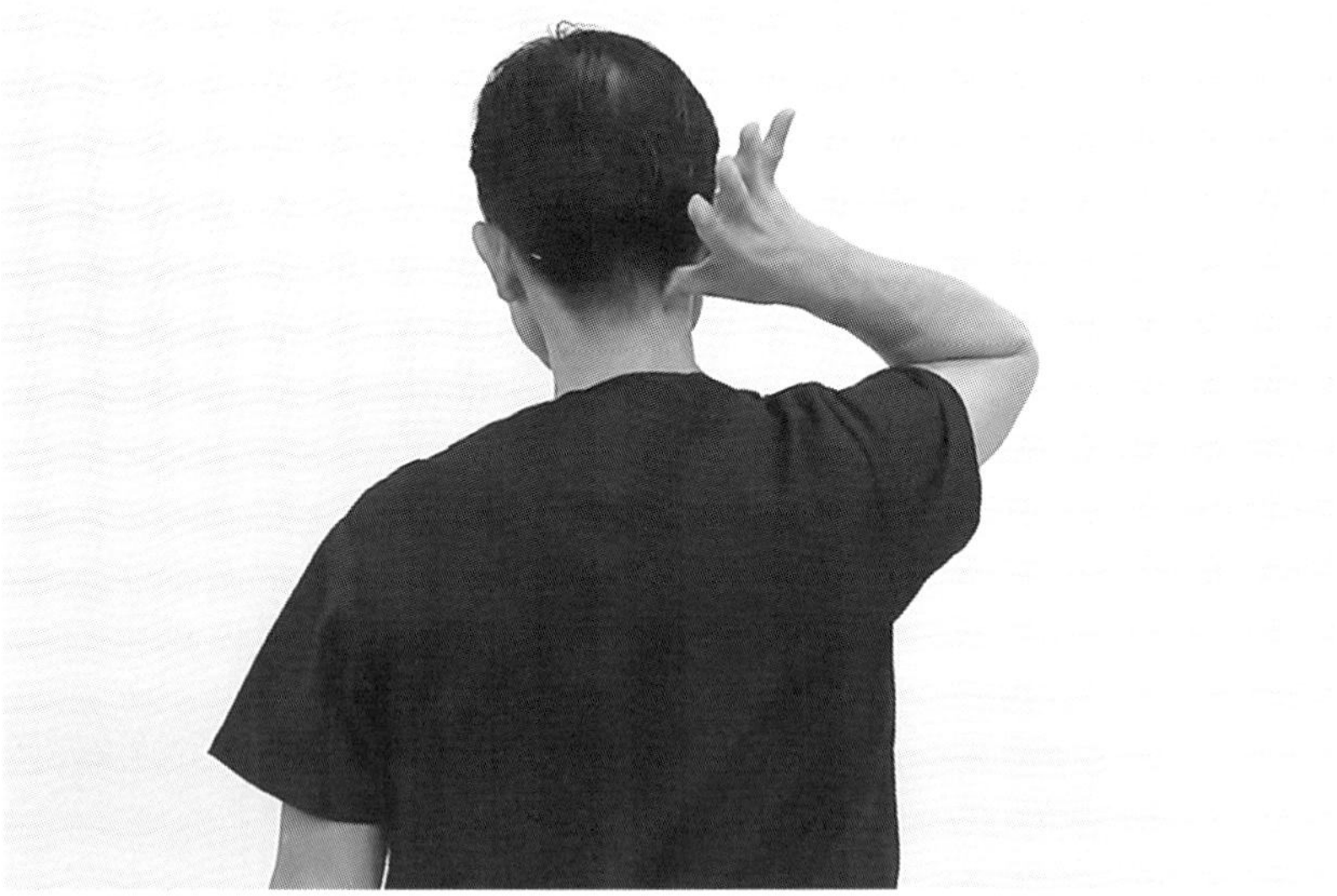

横から手でグッと押す

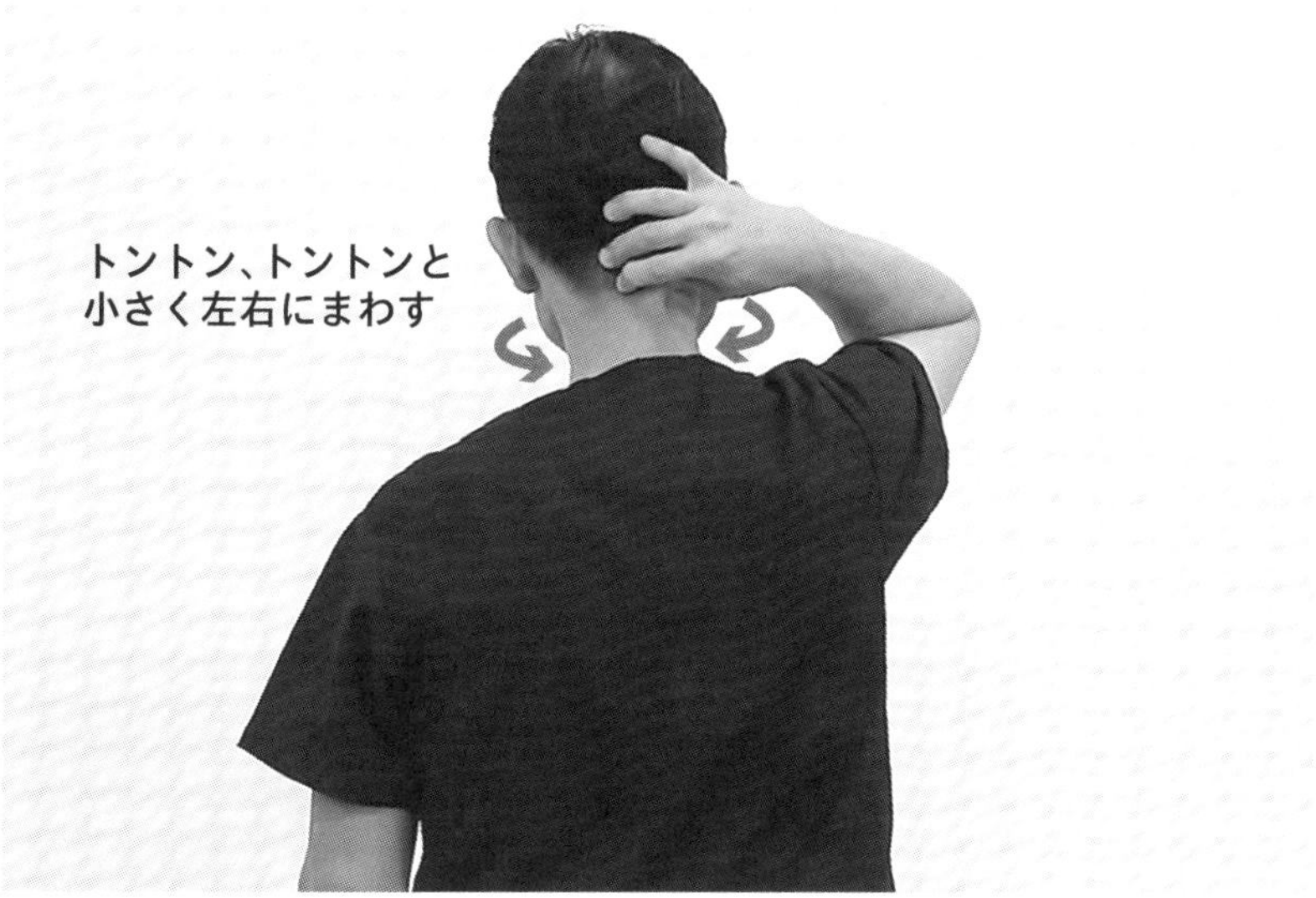
トントン、トントンと
小さく左右にまわす

押したら、トントン、トントンと首を左右にまわしながら、筋肉を横にずらすように動かす

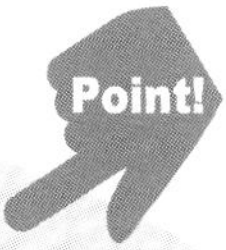
Point!

［その1］［その2］を行ったあとに、もともと痛かった動きでの痛みが改善されていれば、多裂筋と半棘筋が痛みの原因組織だったとわかります。

この操作はしっかり覚えてもらいたいので、QRコードで動画を見られるようにしました。スマートフォンなどを使って、ぜひご覧ください。

骨から走っています。

このブロックでちょうど痛いところを、指でグッとつかんでください。かまぼこ状の筋肉をつかみあげる感じといえばいいでしょうか。

グッとつかんだら、これをグッグッと横に滑らせるように動かします。**コツは、首を曲げた状態ではなくて、軽く反らして行うこと**です。**こうすることで筋肉がゆるみ、動かしやすくなります**。これが1つです。

もう1つは、かまぼこ状の筋肉の横から手でグッと押します。

押したら、小さく左右に首をまわしてください。

そうすると筋肉が横にスライドし、効果的です。**トントン、トントンと小さく首をまわしながら、かまぼこ状の筋肉を横にずらすように動かすのがポイント**です。

これを行ったあとに、もともと痛かった動きでの痛みが改善されていれば、多裂筋と半棘筋が痛みの原因組織だったとわかります。

僧帽筋と肩甲挙筋による首の痛みのチェック方法

頭頂に手を当てて前に伸ばす

まず、痛みを誘発することから始めましょう。

首をまわしたり、上や下を向いたり、右や左に首を倒したりして、普段の痛みが出ることを確認できたら、僧帽筋と肩甲挙筋をゆるめるのですが、この2つの筋は自分ではうまく届かないこともあります。

このため、ここをゆるめるには、収縮と伸張（縮めてから伸ばす）という方法が効果的です。

僧帽筋はどういう筋肉かというと、ギューッと肩甲骨をもちあげる筋です。

［セルフチェック❸筋（僧帽筋・肩甲挙筋）］

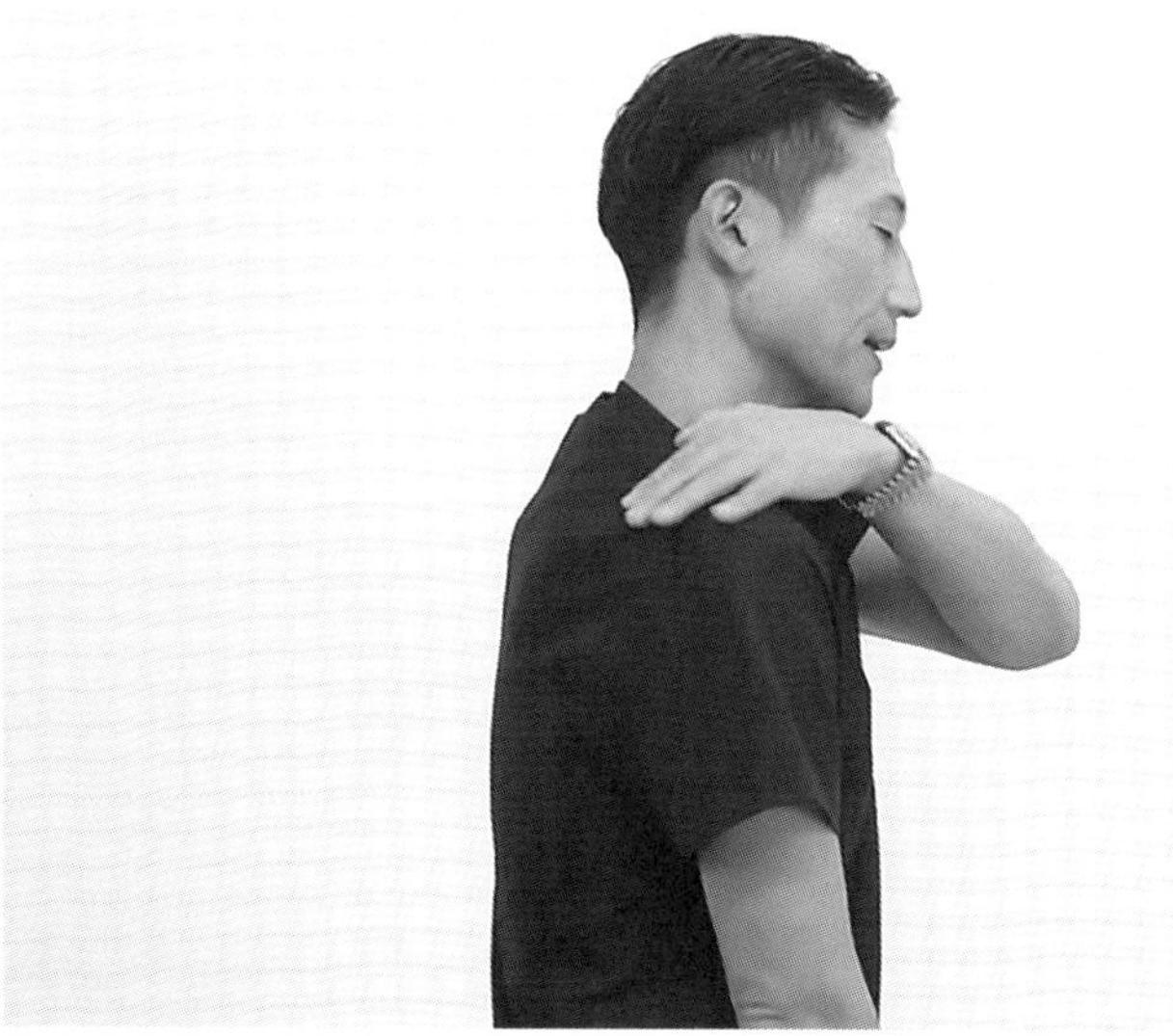

右側の首が痛い場合には……

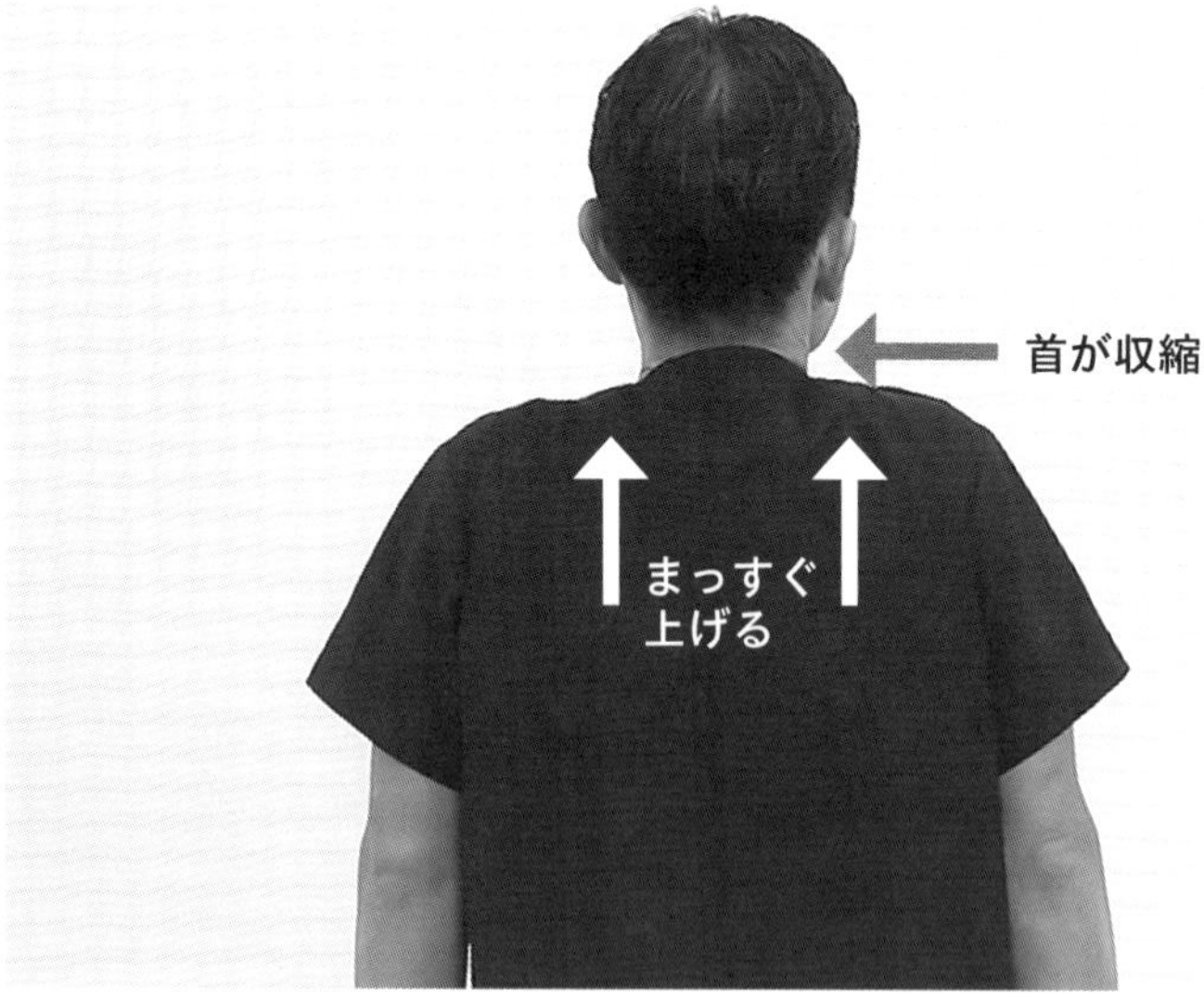

首に力を入れず、肩甲骨だけまっすぐに、思い切りもちあげる

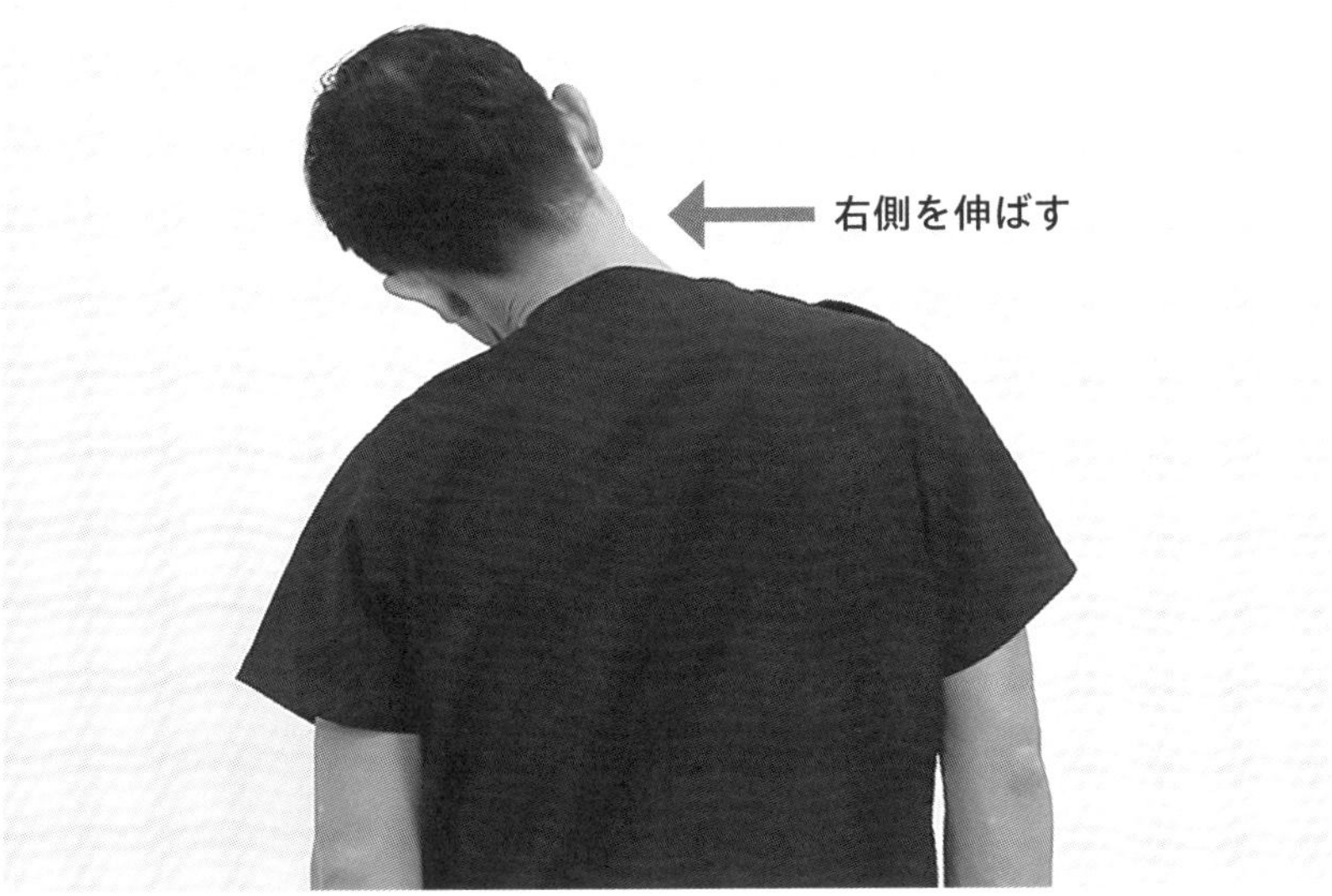

3秒くらいしたら、左に首を倒し、収縮して伸ばすを30秒間行う

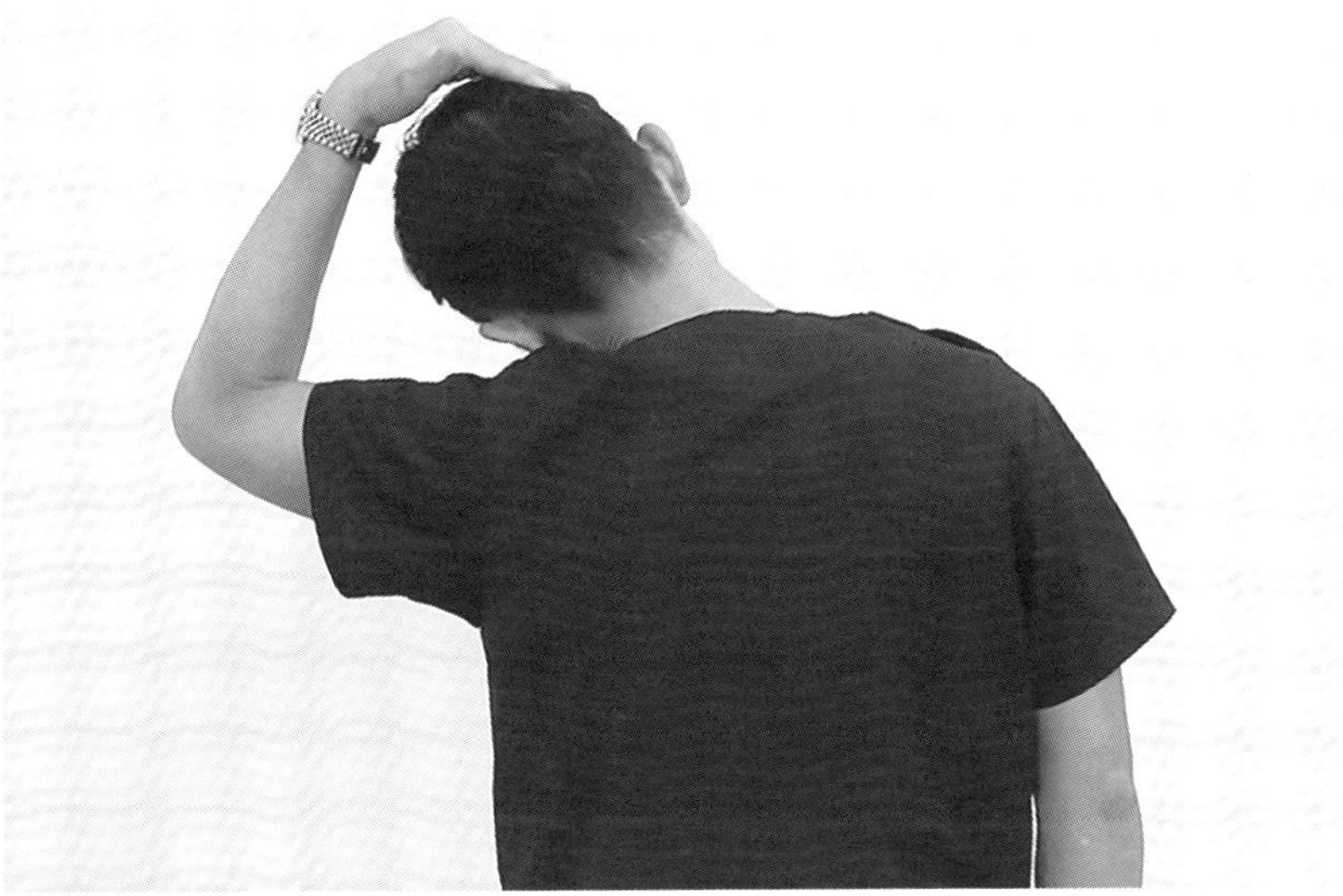

強く伸ばしたければ、頭部に手を当てて首を倒す

［左右両方が痛い場合］

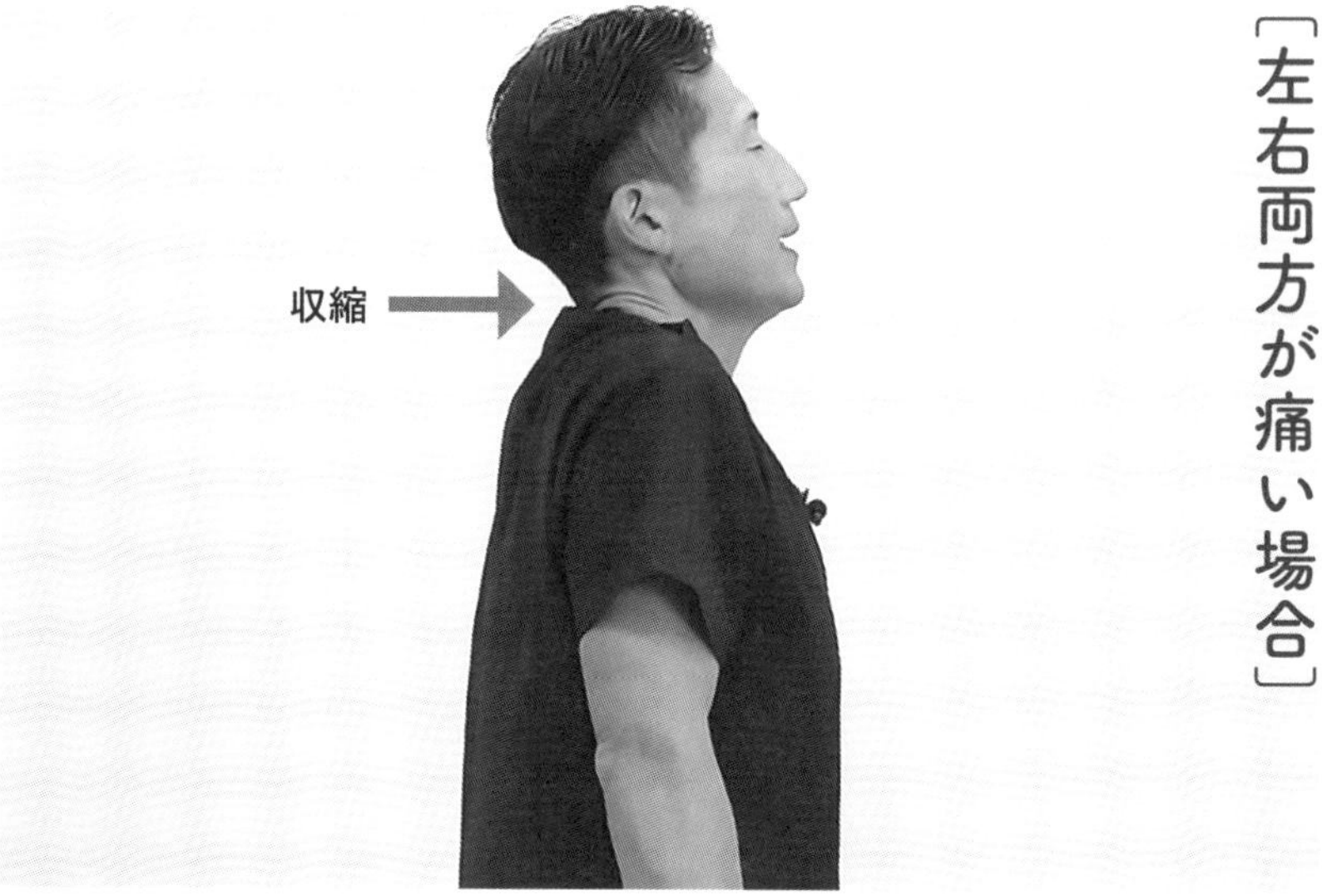

肩甲骨をまっすぐ上げ、グーッと収縮する

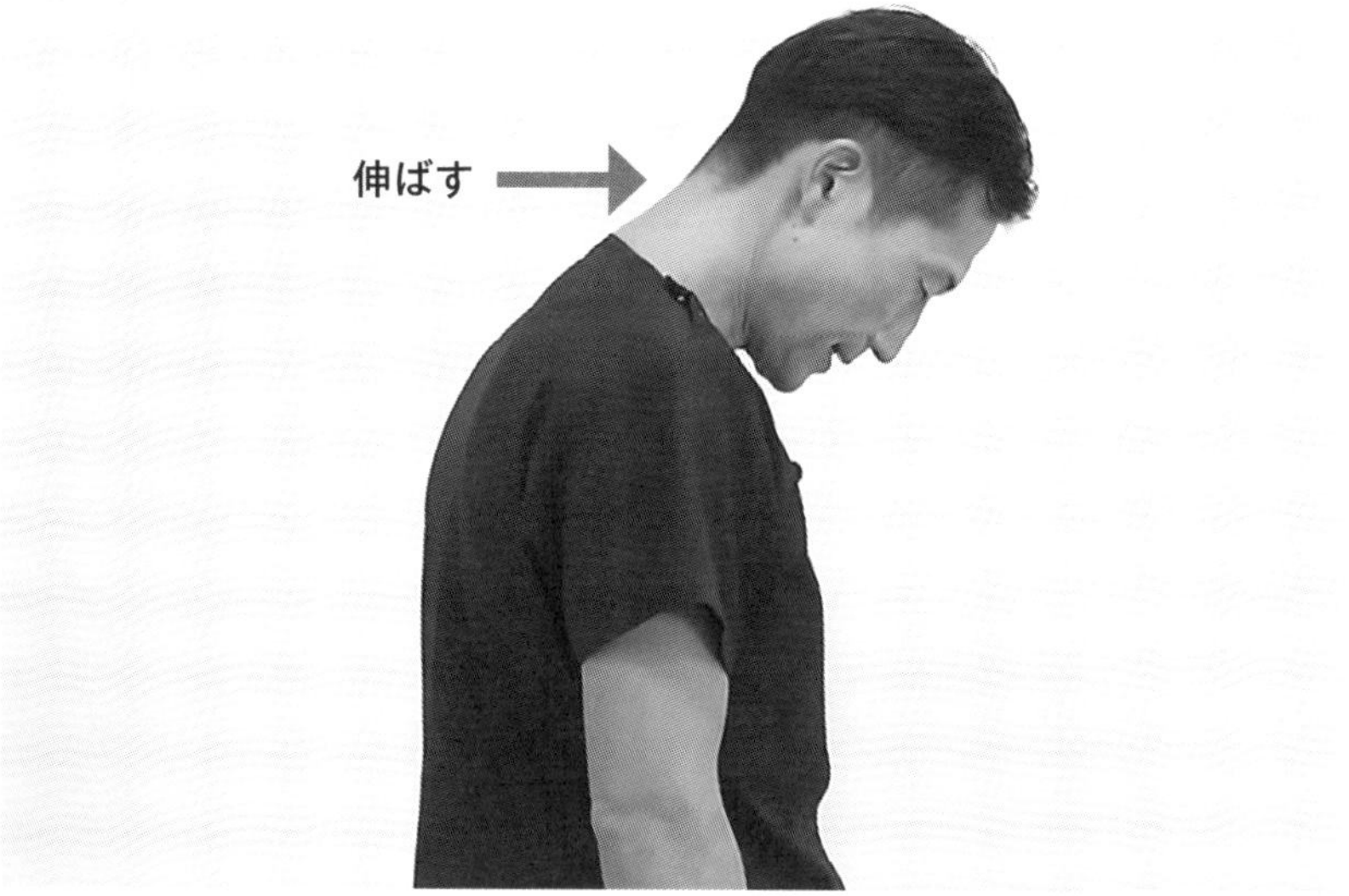

首を前に曲げて伸ばす

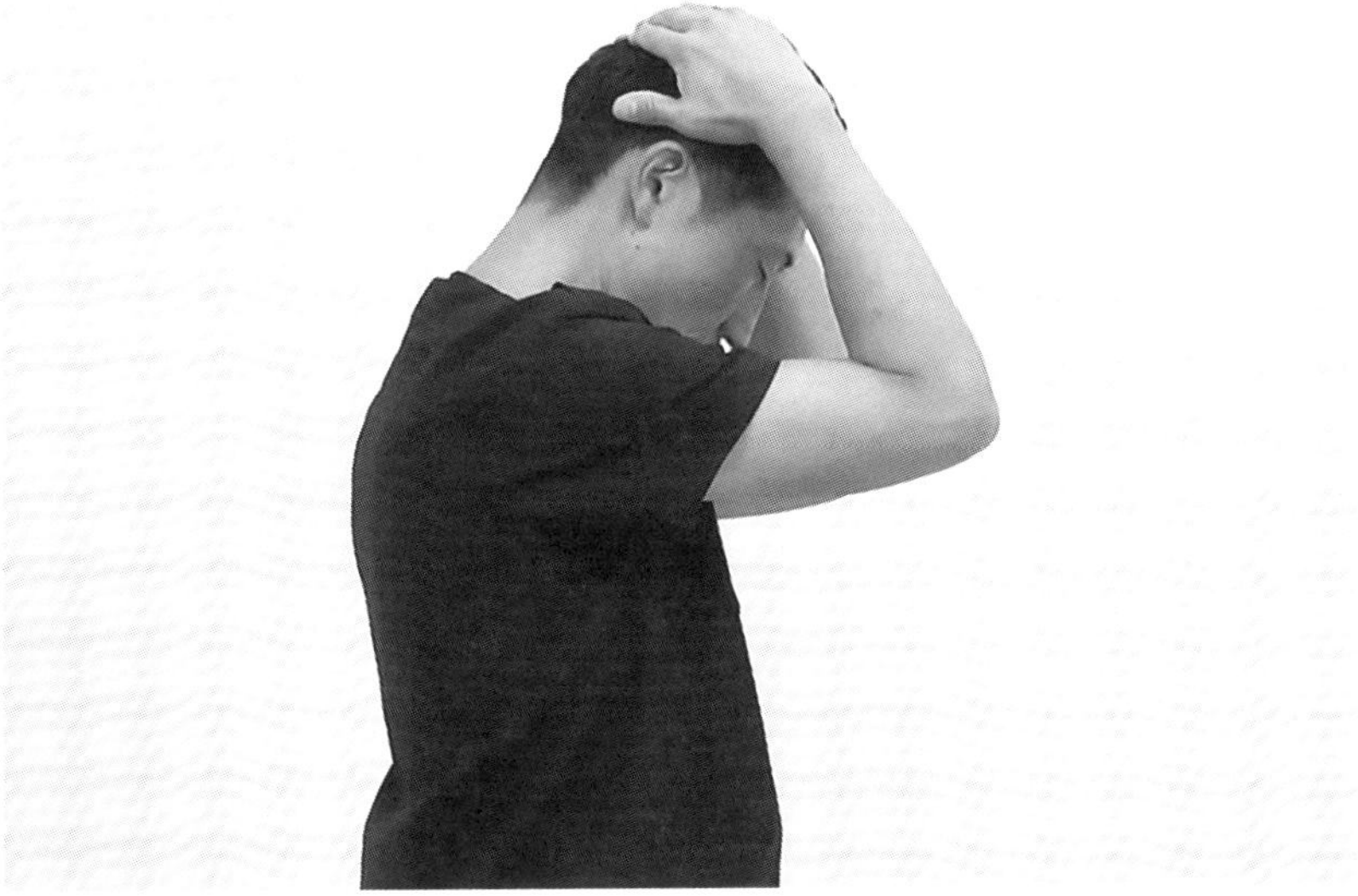

頭頂に手を当てて伸ばすと効果的

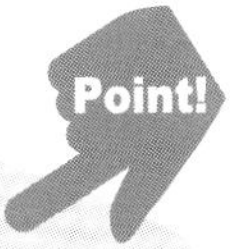

マッサージをしたあと、たとえば、伸ばしたり縮めたりしたときに出ていたもともとの痛みが改善すれば、僧帽筋と肩甲挙筋が痛みの原因組織だったことがわかります。

この操作はしっかり覚えてもらいたいので、QRコードで動画を見られるようにしました。スマートフォンなどを使って、ぜひご覧ください。

たとえば、右側の首が痛いとします。首には力を入れずに、肩甲骨だけグッとまっすぐに思い切りもちあげてください。

もちあげたら、首が収縮します。収縮して３秒くらいしたら、左に首を倒して右側を伸ばしましょう。

収縮して伸ばす、収縮して伸ばす、ということを30秒ほどくりかえして行います。強く伸ばしたい人は、収縮したら頭部に手を当てて首を倒すようにしてください。

僧帽筋の場合は、左右両方が痛い場合があります。収縮と伸張を片方ずつ行ってもいいですが、**両方の肩甲骨を上げて収縮させたあと、首を前に曲げて伸ばす方法も効果的**です。

グーッと収縮し、頭頂に手を当てて前に伸ばすことをくりかえしてみてください。収縮と伸張のくりかえしで、もともとあった痛みが明らかに改善したら、僧帽筋や肩甲挙筋がずっと悩んでいた痛みの原因組織だったとわかります。

ストレートネックの問題点

ストレートネックは首や肩のこり・痛みの原因

人間の頭の重さは、「はじめに」でもふれたように、約5キログラムあります。相当重いですよね。

上の図を見るとよくわかると思いますが、その重さをどこで支えるかによって、つまり首をまっすぐ立てて支えるのか、首を前に倒して支えるのかによって、後頭下筋群への負担は相当違います。

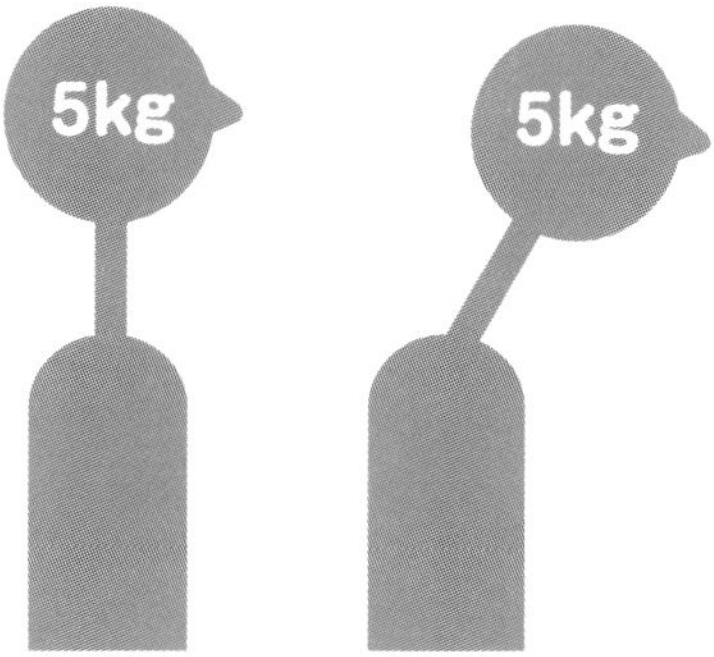

最近、首や肩のこり・痛みの原因として、よく話題に

なるのが「ストレートネック」です。別名、「スマホ首」とも呼ばれます。

ストレートネックといわれる人の多くは、頭が前にあります。首の根元は比較的まっすぐ、ストレートなのでストレートネックというのですが、上位頸椎、つまりいちばん上側の頸椎は反っています。

そのため、本来、負担がかかるべきではないところで、5キログラムもある重い頭を支えることになり、後頭下筋群に非常に負担がかかって、首がずっと痛い状態になるのです。

こうした方は、まず姿勢から変えていかなければなりません。これについては、次の章で説明します。

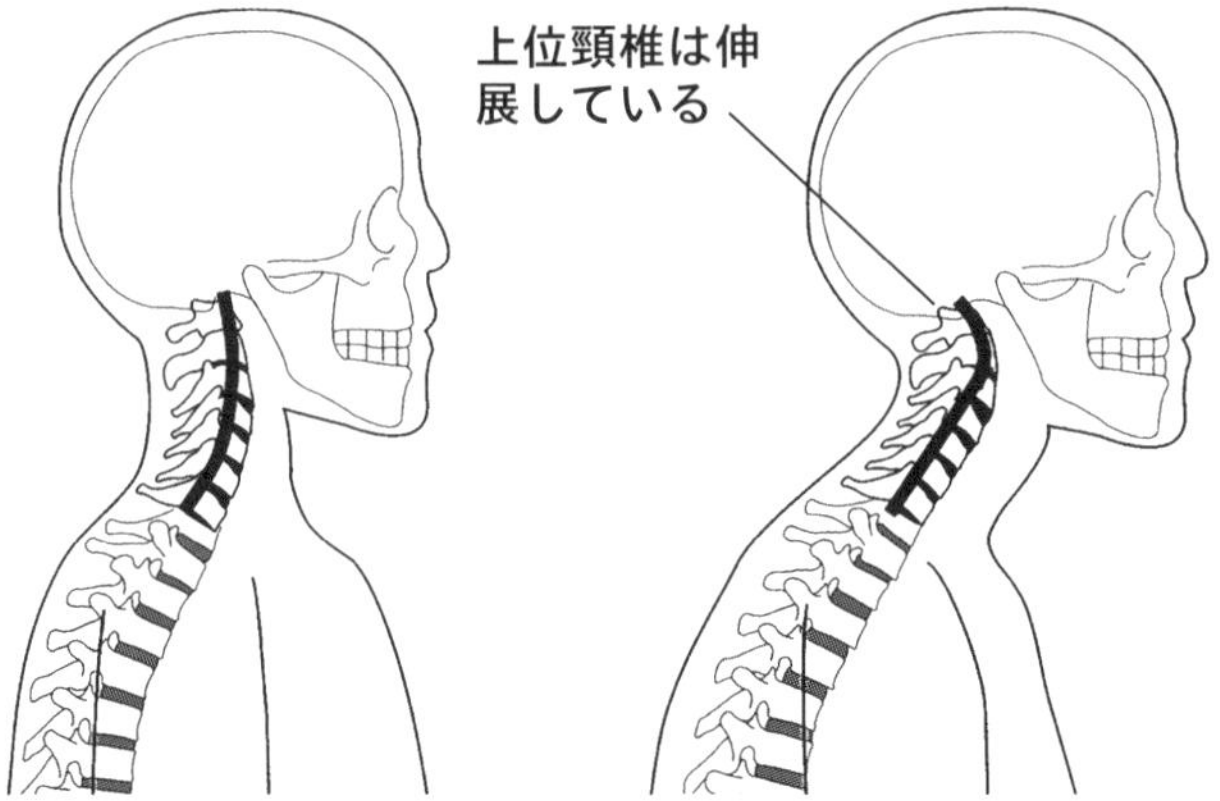

頸椎は正常で自然なカーブをしている（生理的前弯）
頸椎の生理的前弯が崩れている（ストレートネック）

Chapter 5 首の痛みのセルフケア

痛みの原因組織が皮膚の場合のセルフケア

皮膚の滑走

セルフチェックの項で説明した皮膚の「滑走操作」を、引き続き行ってください。

痛い範囲の皮膚を、強く押さないように、軽くさわりながら、硬い方向に動かします。皮膚の動きが止まるところまでいったら、そこで止めます。

次に、反対側の止まるところまでいったら、そこで止めます。園芸用手袋をつけて動かすと、さらに効果的です。

自分で皮膚を動かすのがセルフケアの1つです。

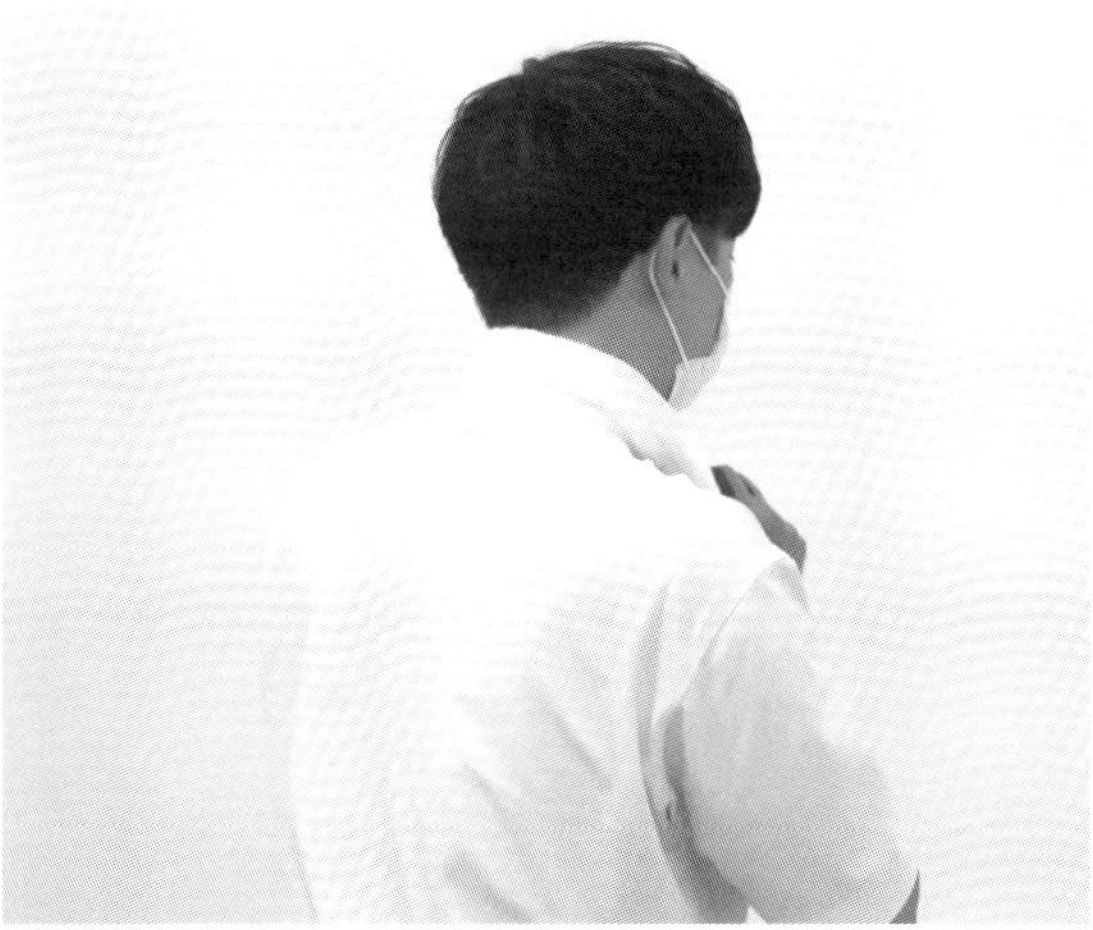

乾布摩擦

表面の組織の痛みの場合、首の痛いところを乾いたタオルでこする乾布摩擦はとても有効です。

首の痛いところにタオルを当てて、左右に平行にこすってもかまいません。

また、痛みの箇所によっては、背中側で首から逆サイドの脇の下にタオルをかけて、斜めにこすってもいいでしょう。

乾布摩擦は、衣服の上から行っても大丈夫ですが、私が患者さんにおすすめしているのは、お風呂に入るとき、タオルに石鹸《せっけん》をつける前にこすることです。

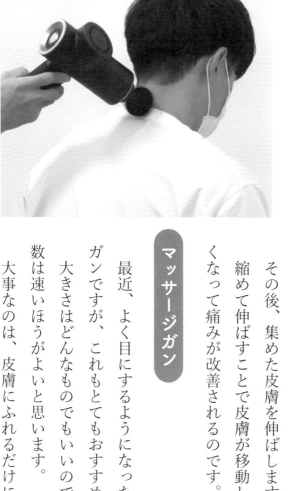

周辺の筋肉の収縮と伸張

痛いところの周辺の筋肉を、縮めて伸ばすことをくりかえします。
痛いところの筋肉をギューッと縮めて、皮膚を集める感じです。
その後、集めた皮膚を伸ばします。
縮めて伸ばすことで皮膚が移動し、滑りがよくなって痛みが改善されるのです。

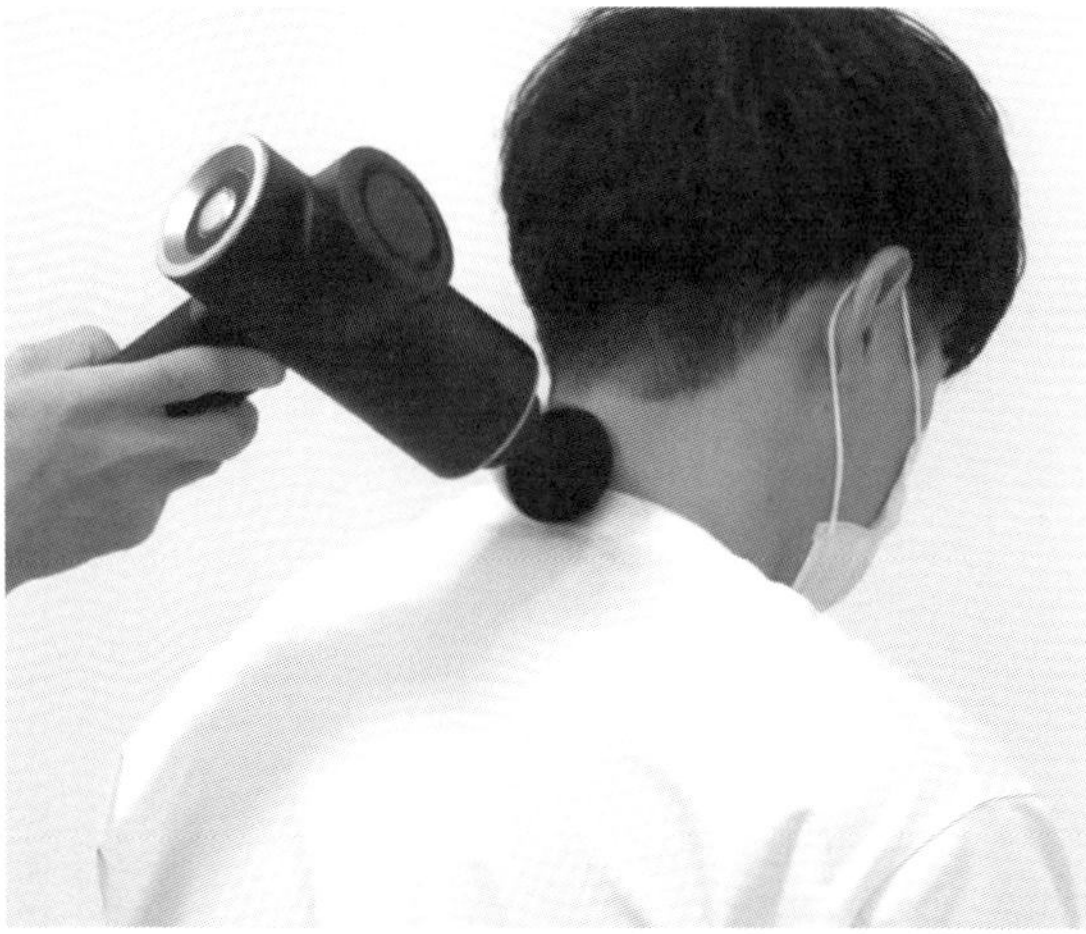

マッサージガン

最近、よく目にするようになったマッサージガンですが、これもとてもおすすめです。
大きさはどんなものでもいいのですが、回転数は速いほうがよいと思います。
大事なのは、皮膚にふれるだけにして、強く押さないことです。ふれるだけのほうが、表面の組織は非常に柔らかくなるからです。

痛いところにふれるだけという感じでマッサージガンを使うと、とても効果がありますから、ぜひ試してみてください。

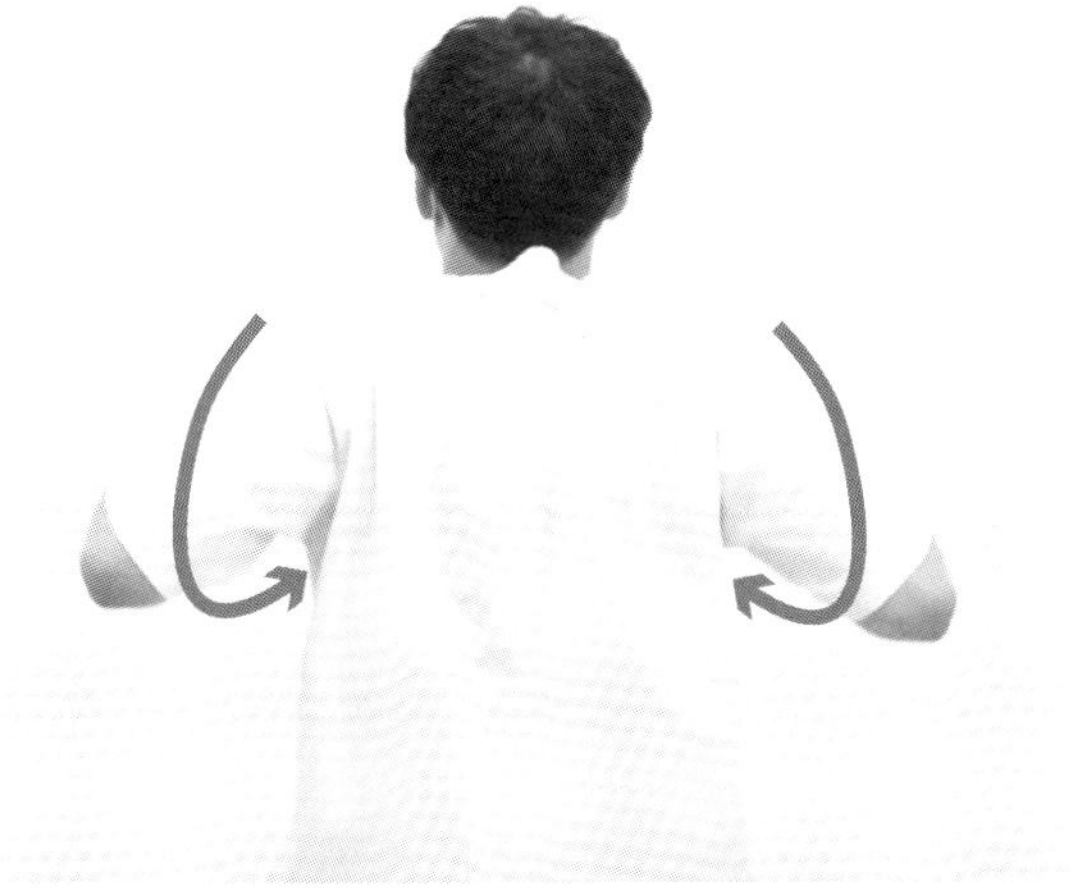

肩甲骨まわし

最後に、ちょっとやっていただきたいのが、肩甲骨まわしです。

首と肩甲骨は非常に連動していますから、**ひじを軸にして肩甲骨をまわすと、首の皮膚も一緒によく動く**のです。

簡単ですが、非常に効果があるので、ぜひ日々の生活に取り入れてください。

痛みの原因組織が筋膜の場合のセルフケア

脂肪層の浮きあげ

セルフチェックの項で説明した脂肪層の浮きあげを、引き続き行ってください。

筋肉の上の脂肪層を指先でつまむのではなく、脂肪層をもぎ取るイメージでやるのがポイントです。園芸用手袋をつけて動かすと、さらに効果的です。

家族やほかの人にやってもらってもいいし、自分で届く範囲は自分で、毎日、こまめに行いましょう。

デスクワークの方なら、これを仕事の合間にしょっちゅうやることで、痛みの出方が大きく違ってくると思います。

乾布摩擦

痛みの原因組織が筋膜の場合も、乾布摩擦は非常に効果的です。痛みのある部分を乾いたタオルでこすることで、脂肪層が結構動きますので、ぜひ試してみてください。

周辺の筋肉の収縮と伸張

痛みの原因組織が皮膚の場合と同様、痛いところの周辺の筋肉を、縮めて伸ばすことをくりかえしましょう。

筋肉を収縮でギューッと縮めて、痛い部分の皮膚が集まるようにしたら、伸ばします。

集める、**伸ばす**、**集める**、**伸ばす……これをくりかえす**と、痛みが明らかに改善するのがわかります。

マッサージガン

マッサージガンも、セルフケアに役立てましょう。

大事なのは、絶対に強く押さないこと。痛いところにふれるだけです。高振動のマッサージガンに震わされると、脂肪層が柔らかくなり、とても効果がありますので、ぜひ試してみてください。

肩甲骨まわし

肩甲骨まわしもおすすめです。

首と肩甲骨は非常に連動していますから、ひじを軸に肩甲骨をまわす（99ページ参照）と、首の筋膜も一緒に動いて、痛みの改善に効果があります。

ちなみに、「首だけじゃなく、肩も痛い」という方でも、ひじを軸にまわせば、意外とうまくできるので、試してみてください。

痛みの原因組織が筋の場合のセルフケア

後頭下筋群

セルフチェックの際に、後頭下筋群の部位のマッサージで痛みが改善したという人は、引き続きマッサージをよく行うことが大事です。後頭下筋群を指でゴリゴリと、30秒～1分間くらいほぐしてください。痛みが起こる前にやるようにしましょう。

もう1つ大切なのは、姿勢を変えるということです。というのも、後頭下筋群に張り感がある人は、多くの場合、頭の位置がかなり前にあるからです。

では、これを改善するにはどうしたらよいでしょうか。

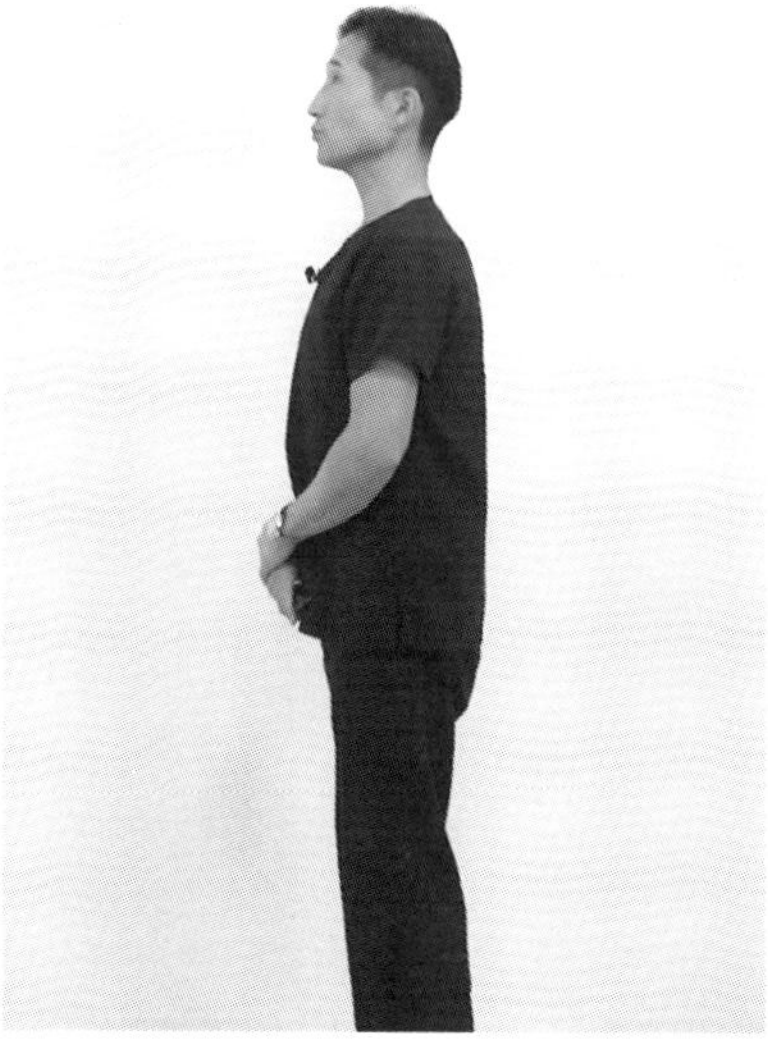

良い姿勢

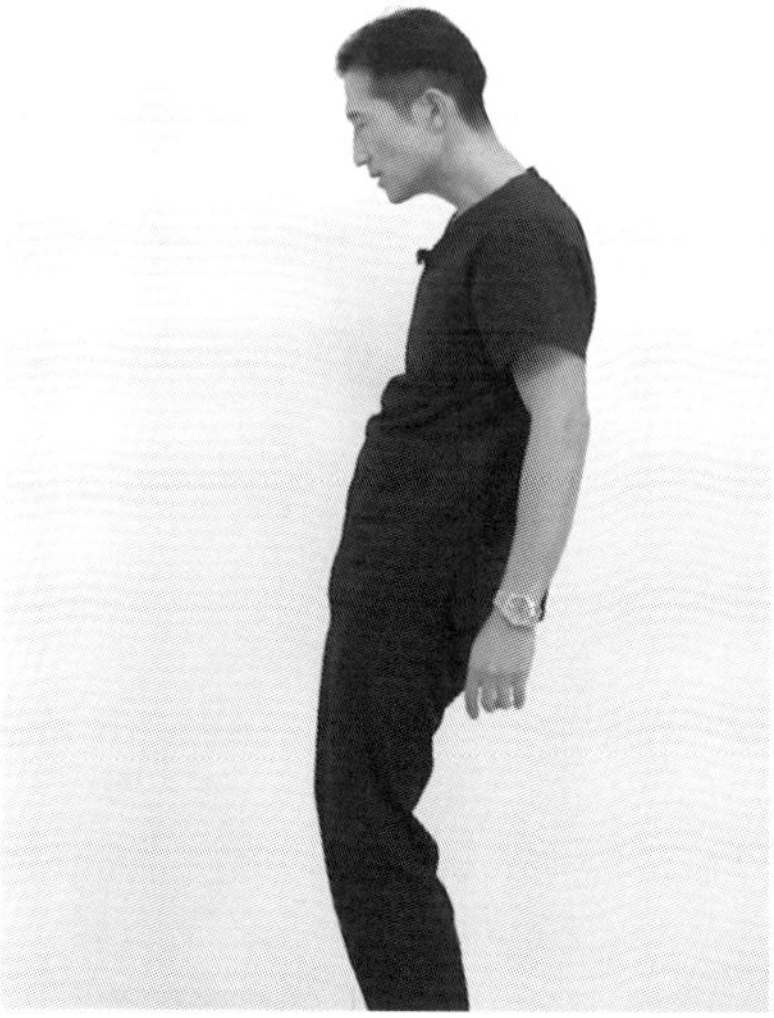

悪い姿勢

まず、胸を少し前に出します。ただ頭の位置を整えればいいわけではなく、胸を軽く前に出すようにしてください。そして、あごを軽く引きます。**頭の位置を整えて、座ったり立ったりする癖をつける**ことが大事です。

このポジションを体で覚えるようにしましょう。これができるかどうかで、首の痛みには大きな違いが生じます。みなさんが、自分自身でこの姿勢をつくれるかがポイントになるのです。

大事なことなので、もう少し説明します。

胸を軽く出して、あごを引くときに、

背中が丸まったような姿勢になっている場合は、少し出《で》っ尻《ちり》にして胸を張り、あごを軽く引きましょう。

こうすると、きれいな姿勢がとれます。この姿勢に慣れると、むしろ楽になってきますので、ぜひやってみてください。

多裂筋と半棘筋

セルフチェックの際のマッサージで、明らかに痛みが改善したという人なら、セルフケアとしてもマッサージをしっかり行いましょう。

頸椎の脇にあるかまぼこ状の筋肉の痛いところを、グッとつかみあげ、これをグッグッと横に滑らせるように動かしてください。

あるいは、かまぼこ状の筋肉の横から手でグッと押し、トントンと軽く首を左右にまわすと、筋肉が横にスライドして効果的です。

ターゲットがわかっているわけですから、きちんとそこにアプローチする、これが1つです。

もう1つが、収縮と伸張です。縮めて伸ばすことをくりかえすと、筋肉がとてもゆるみやすくなりますので、紹介しておきましょう。

少しだけ体を前傾させてください。

前傾した位置から、胸を張って前に出し、頭の位置はグッと後ろに引きます。

そうすると、首の後ろの部分が収縮します。

収縮したら、今度は後頭部に両手を当てて首を前に伸ばします。首のストレッチですね。

そして、また前傾して収縮し、それを伸ばしましょう。

縮める、**伸ばす**、**縮める**、**伸ばす……これをくりかえす**のです。

大事なのは、日常生活で何度も行うことです。それによって、痛みがどんどん改善していきます。

僧帽筋と肩甲挙筋

セルフチェックの際、収縮と伸張をくりかえすことで痛みが明らかに改善した場合は、セルフケアとしても同様に、収縮と伸張をくりかえし行いましょう。

首には力を入れずに、肩甲骨だけを、グッとまっすぐに思い切りもちあげます。

もちあげたら首が収縮しますから、3秒くらいしたら、痛いほうの側の首を伸ばしてください。

首の両側が痛い場合は、肩甲骨をもちあげたあと、首を前に倒して伸ばすのもよいでしょう。

おわりに

本書では、首の痛みの原因組織である4つのうち、「皮膚」「筋膜」「筋」の3つについて、みなさんが自分でできるセルフチェックとセルフケアの方法をお話ししてきました。

お読みになられて、いかがでしたか。

私のラボを訪れる患者さんたちと同様、長年悩まされてきた自分の首の痛みの原因に「やっと出合えた」と安堵《あんど》し、前向きな気持ちになられた方が多いのではないでしょうか。

これは首の痛みにかぎりません。まずは、痛みの原因がわかることが大事なのです。何が痛いのか、〝倒すべき敵〟をみつけられれば、適切な戦い方がみえてくるからです。

だからこそ、これからも私自身がもっと成長して、たくさんの患者さんの痛みの原因をみつけ、その知見を広くお伝えしていきたいと思っています。

それによって、読者のみなさんがどんどん知識を身につけ、薬に頼りすぎない、より健康な生活を送ることに貢献できれば、これほどうれしいことはありません。

最後に、私が運営している施設「コンディション・ラボ」を紹介しておきます。首の痛みはもちろん、そのほかの痛みも含め、直接診てほしいと思われた方は、ぜひお問い合わせください。

私と私の弟子たちが、あなたの痛みの改善のお役に立てることがいちばんの喜びです。

理学療法士 園部俊晴の
「コンディション・ラボ」へのお問い合わせ

電話番号：045 - 884 - 8669

アクセス：東急田園都市線「あざみ野駅」西口下車徒歩３分

ホームページ：https://conditionlabo.com/

こちらの QR コードからも →
アクセスできます。

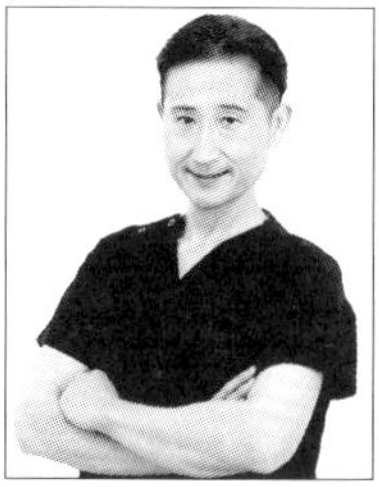

〈著者略歴〉

園部俊晴［そのべ・としはる］

1991年、理学療法士（国家資格）取得。関東労災病院リハビリテーション科に26年間勤務ののち、「コンディション・ラボ」を開業。足・膝・股関節など、整形外科領域の下肢障害の治療を専門としている。一般の人だけでなくスポーツ選手にまで幅広く支持され、自身の治療院は約1年待ち。多くの一流アスリートや著名人などの治療も多く手がける。身体の運動連鎖や歩行に関する研究および文献、著書多数。新聞、雑誌、テレビなどのメディアにも多く取り上げられる。また、運動連鎖を応用した治療概念は、専門家からの評価も高く、全国各地で講演活動を行っている。

◉主な著書——
『園部式 脊柱管狭窄症改善メソッド』（彩図社）
『園部式 歩行改善メソッド』（運動と医学の出版社）
『園部式 ひざ痛改善メソッド』（彩図社）
『園部俊晴の臨床「膝関節」』（運動と医学の出版社）
『リハビリの先生が教える！　健康寿命が10年延びるからだのつくり方』（運動と医学の出版社）
『改訂版 スポーツ外傷・障害に対する術後のリハビリテーション 第3版』（運動と医学の出版社）
『入谷誠の理学療法　評価と治療の実際』（運動と医学の出版社）
『つらいひざ痛が1分でよくなる！　ひざ下リリース』（わかさ出版）
『お尻の痛み・しびれ 1分でよくなる 最新最強 自力克服大全 』（わかさ出版）
『30秒の「臀筋ほぐし」で下半身のつらいしびれ・痛みは消せる！』（PHP研究所）

園部式 首の痛み改善メソッド

2024年6月26日　第1版第1刷発行

著　　　者	園部俊晴
イ ラ ス ト	八木孝洋
表紙デザイン	造田　健
編 集 協 力 本文デザイン	月岡廣吉郎
発　行　者	園部俊晴
発　行　所	株式会社運動と医学の出版社 〒225-0011　神奈川県横浜市青葉区あざみ野1-7-1　ゴールドワンあざみ野2階B
印　刷　所	中央精版印刷株式会社

ISBN-978-4-904862-67-4

この書籍を読んだあなたにオススメの書籍

BOOK SELECTION

＼ご購入はこちら／

www.motion-medical.co.jp

BOOK 01

▶「良い歩き方」の習得が健康維持の秘訣！

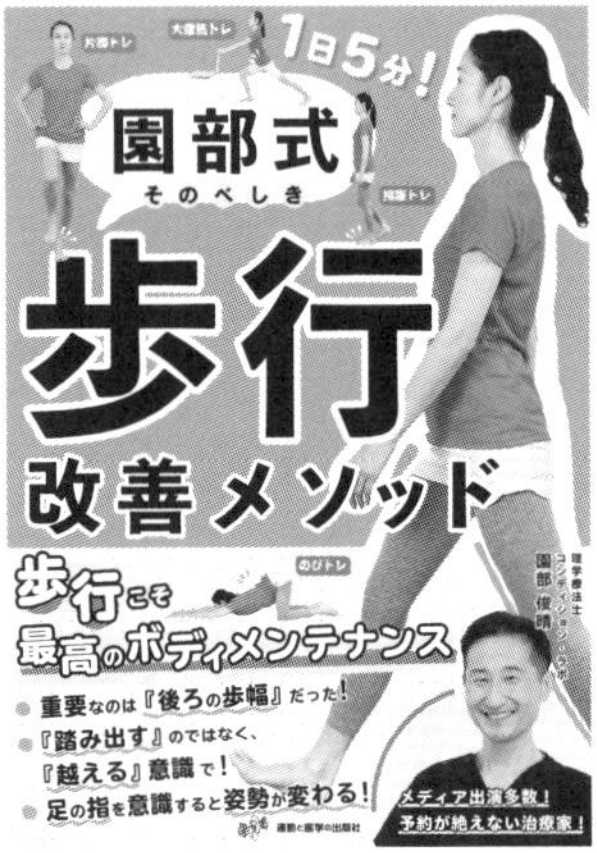

園部式歩行改善メソッド

著者：園部 俊晴

第１章『園部式歩行』は最高のボディメンテナンス

第２章『良い歩き方』の習得と実践

第３章『良い歩き方』の基盤つくり

第４章『園部式歩行』でいつまでも健康で長生き！

第５章『よくある質問』

健康でいるためには歩き方が大事って本当？「良い歩き方」ってどんな歩き方？１日にどのくらい歩けばいいの？「園部式歩行」ってなに？どんなエクササイズが大事？
歩行を診るスペシャリスト園部俊晴がこんな疑問に答えます！「園部式歩行」を習得し、健康維持に努めましょう！

BOOK 02

▶ 100 歳への道も１分から！

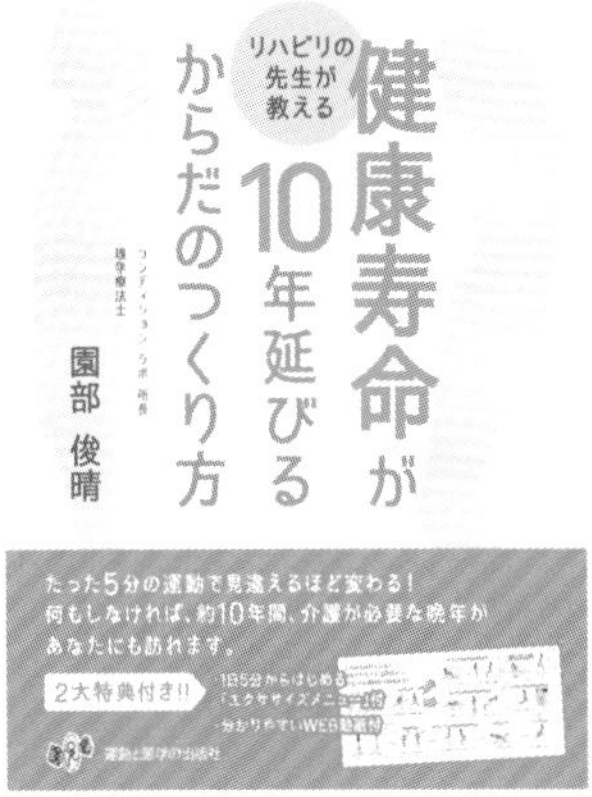

健康寿命が 10 年延びる からだのつくり方

著者：園部 俊晴

序　章 ただ長生きするだけでは、
　良い人生の晩年を迎えられない

第１章 柔軟性を改善する

第２章 筋力を改善する

第３章 バランス能力を改善する

終　章 この本のまとめ

「健康寿命の延伸」が叫ばれ始めて久しく、健康寿命はすっかり一般化した概念となりました。健康寿命を延ばすには、具体的にどんなエクササイズをすればいいのか。無理なくエクササイズを続けて長寿をつくる仕組みを、本邦屈指の臨床家園部俊晴がこの１冊につめこみました！